Je dis oui !

(en beauté)

Tout pour être au top le jour de mon mariage

Sabine Lieury

Mise en page : Emeline Kenward

Pour Romi et Lancelot.

À maman qui m'inspire depuis toujours,
À papa qui me manque chaque jour.
Mes sœurs chéries Natacha, Tiffany et Cécilia.
Mon petit frère (immense) Alexandre.
À Cédric, mon *partner in crime* et notre chat Bouh.
À ma grand-mère Renée.
À Marcelle, Stéphanie et Caroline. À Émilie.
À Élisabeth, Emmanuelle, Mathilde et Nadège.
À Calie, Ghislain, Grégory et Michel. À Dgippi.
À Jean-Claude, Erwan et Richard.
À Anne-Cécile, Romaric et Julien.
À Lefty.
Au Nantes Cricket Club,
Aux futures mariées et futurs mariés.
(Et aux célibataires aussi).

Avec tout mon amour.

SOMMAIRE

*** AVANT-PROPOS ***

Chère lectrice,

Je dois te faire une (grande) confidence. Tout de suite maintenant. Oui oui oui je te tutoie, tu as raison de le souligner. Je te promets de passer au vouvoiement dès les pages suivantes (il y en a plus de 200... avec des vous partout). Mais, tu vois chère lectrice, cette page est entre toi et moi tout spécialement.

Il faut donc que je t'avoue quelque chose (histoire d'entamer notre relation sur de très bonnes bases). Alors je te le dis : je ne suis pas (encore) mariée ! QUOIIIII ? ! Et là, tu penses « mais comment peux-tu me conseiller sur le mariage si tu n'as jamais sauté le pas une seule fois dans ta vie ? ». Eh bien, parce que depuis 15 ans (au moins !) je suis aux côtés de mes copines quand elles se marient. En quelques années, je suis devenue THE beauty experte auprès de mon entourage.

Oui, je le confesse votre honneur, la beauté me passionne depuis mes... 3 ans et demi (si mes souvenirs sont bons, à deux mois près). D'ailleurs, j'étais tellement accro aux blushs, rouges à lèvres et autres joyaux glamour et cosmétologiques, que j'ai décidé d'en faire mon métier. Pendant dix ans, j'ai écrit pour la presse féminine sur la beauté, sous toutes ses formes, et dans tous ses états. Un jour, je te raconterai aussi pourquoi j'ai fait en parallèle un insti-tut... non pas d'esthétique mais de criminologie (suspense...). Mais revenons à la beauté.

Cette passion ne m'a jamais quittée. Et mes amies (sans oublier mes sœurs adorées) le savent mieux que personne ! Résultat, dès qu'elles ont une question à ce sujet, c'est vers moi qu'elles rap-pliquent. Et cela me rend très très heureuse. Et plus encore, quand elles me demandent de les aider à préparer leur mariage. C'est ainsi que l'idée de « Je dis oui ! (en beauté) » est née. J'ai souhaité partager avec toi — qui te maries bientôt — tous, mais alors vraiment tous mes conseils beauté.

J'espère que ce livre répondra aux millions de questions que tu as à l'esprit aujourd'hui (et que tu n'as jamais osé poser !). Je voulais aussi te dire que la beauté ce n'est pas qu'une affaire de make-up, de cosméto ou de coiffure. C'est pourquoi je vais conclure sur cette citation de l'iconique actrice Audrey Hepburn qui illustre véritablement ma vision de la beauté : « Les filles les plus heureuses sont les plus jolies ».

Alors, prête à être heureuse ?

✳ ✳ ✳

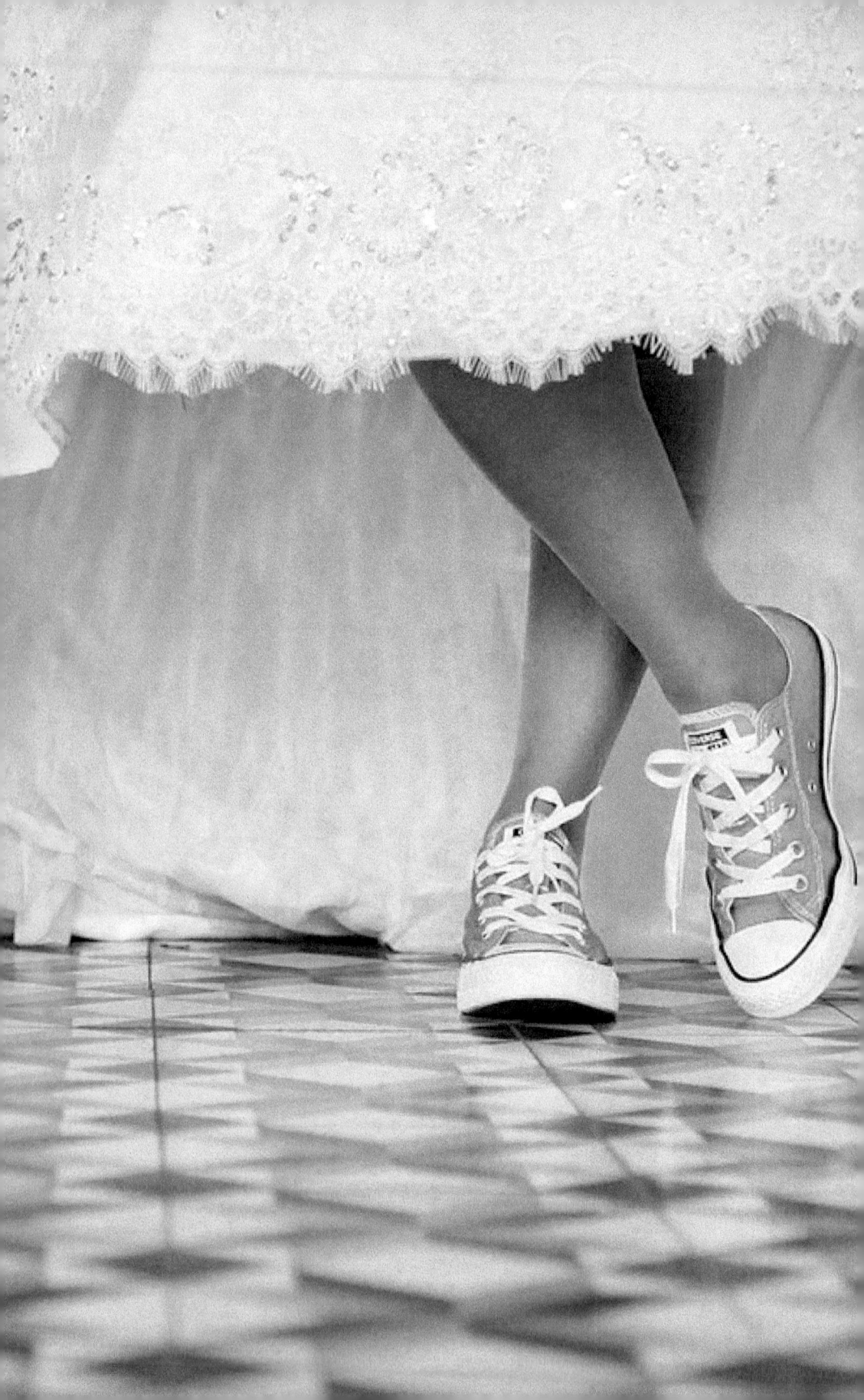

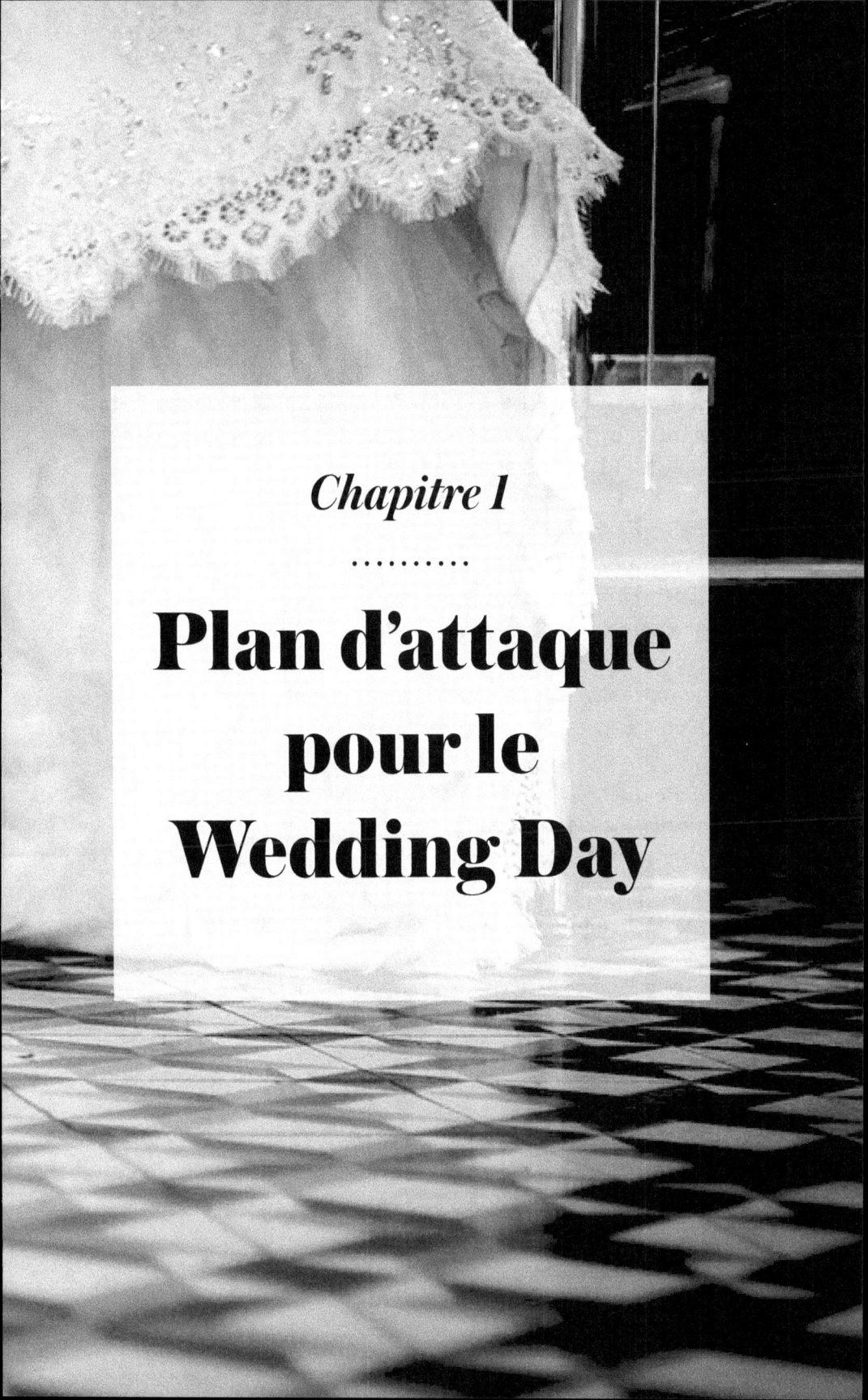

Chapitre 1

....

Plan d'attaque pour le Wedding Day

Votre planning beauté :
12 mois de préparation pour être prête le jour J !

Le compte à rebours a commencé. Suivez ce plan détaillé et ultra efficace pour être, non seulement la plus belle, mais aussi la moins stressée des mariées !

8 à 12 mois avant

* Votre sourire vous fait déchanter ? Direction votre chirurgien-dentiste préféré pour faire le point. Si vous souhaitez procéder à un réalignement, un implant dentaire ou toute opération « lourde », c'est le moment de se lancer.

* Pour maximiser l'éclat et la pureté de sa peau, ne coupez pas aux soins visage quotidiens : démaquillage/tonique/crème hydratante matin ET soir.

* Traces d'acné, taches brunes ou traits fatigués ? Rendez-vous chez le dermatologue pour planifier plusieurs sessions (4 à 8) de microdermabrasion/peeling ou laser. Privilégiez l'hiver pour ces traitements.

* Épilation définitive : pour des gambettes lisses et un visage sans duvet, optez pour l'épilation au laser. Attention, le nombre de séances varie selon les types de peaux et de poils. Comptez 6 à 15 séances. Privilégiez l'hiver pour ces traitements (la peau ne doit pas être bronzée).

.... **On y pense!** ....

- Une manucure 2 à 4 fois par mois à faire soi-même ou en institut.
- Hygiène de vie : on mise sur l'hydratation avec 7 à 8 verres d'eau par jour et on diminue dès aujourd'hui les excitants (café, soda, cigarette...).
- On se crée un compte Pinterest, une plateforme web de partage de photos, qui vous permet de constituer par thématique des

« tableaux » d'inspiration : looks beauté, produits, robes de mariée, coiffures... Pour en savoir plus, direction le chapitre 7 ou le site internet de Pinterest : https://fr.pinterest.com/

6 mois avant

* **Cheveux abîmés ou desséchés :** on opte pour un masque/soin capillaire 2 à 3 fois par semaine.

* **Blanchiment des dents :** pour éclaircir d'un demi-ton ou d'un ton la teinte de vos dents, démarrez dès à présent votre traitement en cabinet.

* **Une question de poids :** si vous souhaitez perdre du poids avant votre mariage, consultez votre nutritionniste pour mettre en place un régime alimentaire personnalisé et un plan de remise en forme.

* **Sourcils :** si vous voulez, pour la première fois, revoir la ligne de vos sourcils (épilation, tatouage, maquillage permanent...), commencez dès aujourd'hui !

. . . . **On y pense!** . . . .

- Une visite de contrôle chez le dentiste avec détartrage si nécessaire.
- Investissez dans une crème pour le contour de l'œil à appliquer matin et soir.

3 mois avant

* **Chez le coiffeur :** apportez des photos de coiffures que vous aimez pour vos premiers essais.

* **Commencez les essais « maquillage »** et prenez des photos pour faire des comparatifs.

* **Réservez vos séances « coiffure » et « make-up »** pour le jour J ainsi que pour l'épilation (J-7) et manucure (J-1).

* **1 fois par mois,** offrez-vous un nettoyage de peau en institut ou chez le dermatologue. À défaut, optez pour une session de micro-dermabrasion à domicile.

* **On fonce chez le bijoutier :** si vous souhaitez vous faire percer les oreilles, faites-le dès aujourd'hui. La cicatrisation dure une à deux

semaines. Cela vous donne tout le temps nécessaire pour choisir le modèle de boucles spécial *wedding day*.

* Direction votre gynéco pour un petit contrôle de routine : vous désirez arrêter la pilule, changer de contraception ou éviter d'avoir vos règles le week-end du mariage (qui tombent évidemment à cette période !) ? Si vous avez des questions à lui poser, c'est le moment !

···················· **On y pense !** ····················

- Une fois par semaine, utilisez un soin exfoliant pour gommer cellules mortes et rugosités !
- Vous voulez être bronzée dans votre belle robe de mariée ? Alors foncez sur votre autobronzant (ou des séances d'UV) quelques jours avant un essayage pour voir si votre teint doré colle avec la couleur de votre tenue de mariage.

1 mois avant

* Rendez-vous pris avec l'équipe de maquilleurs et coiffeurs pour décider du look final. N'oubliez pas d'apporter votre voile pour les essais.

* Réservez une matinée chez l'esthéticienne pour des soins visage et corps (gommage, nettoyage, épilation des sourcils).

* On arrête le thé et café pour préserver son sourire de star (ou alors utilisez une paille) !

···················· **On y pense !** ····················

- Envie de changer de parfum pour le grand jour ? Faites le plein d'échantillons et testez-les chacun une journée (réaction sur la peau, durabilité, avis des proches...).
- Pour un lissage des cheveux longue durée (chimique) ou une permanente, on ne traîne plus !

1 à 2 semaines avant

* Pour éviter l'effet « racines », un saut chez le coiffeur pour donner un coup de frais à sa coloration.

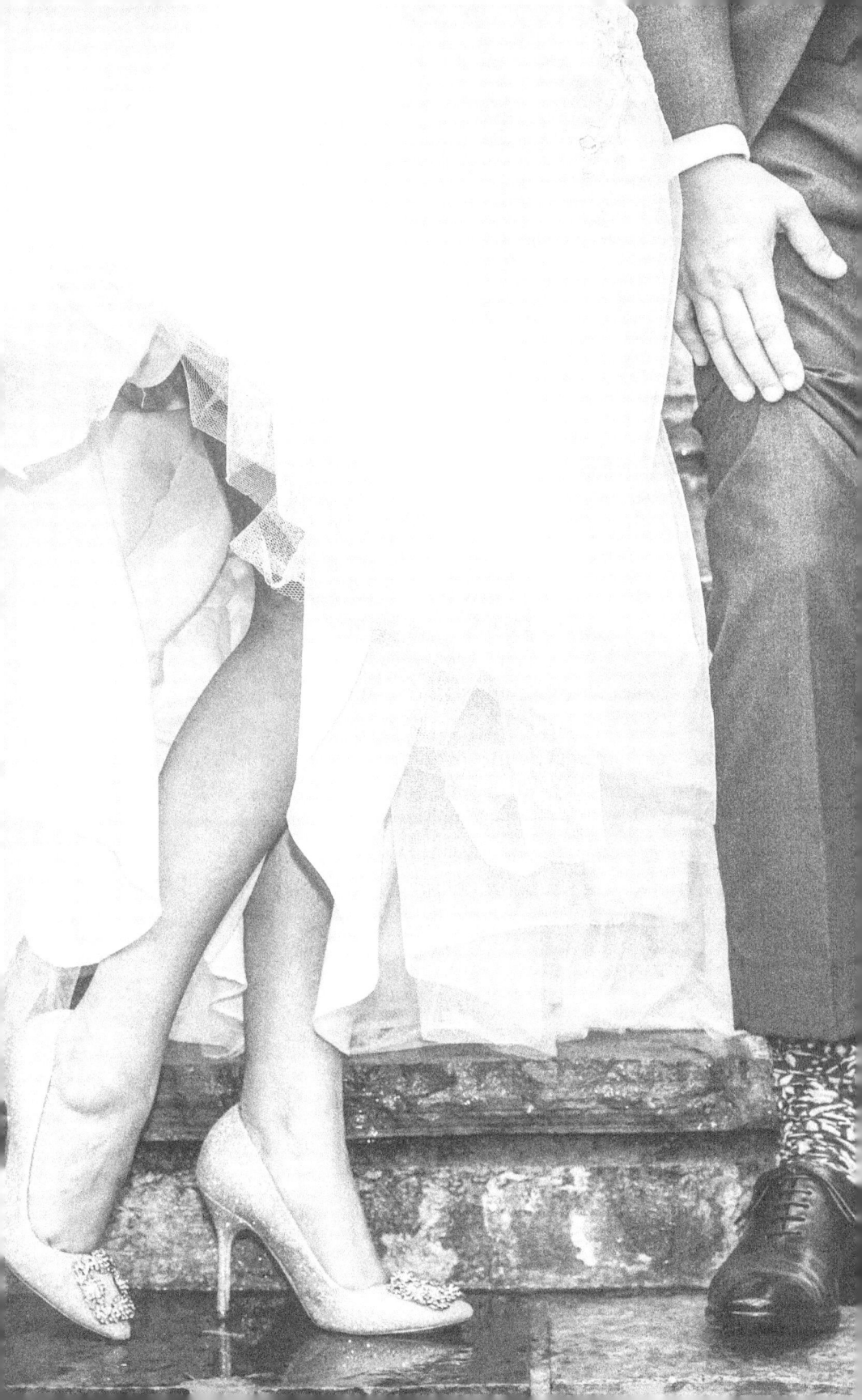

* **Un passage chez la manucure** pour essayer plusieurs coloris de vernis à ongles selon son teint.

* **Vous n'avez pas encore testé l'autobronzant ?** Si l'essai n'est pas concluant, pas de panique. La couleur disparaîtra en quelques jours grâce à quelques séances d'exfoliation sous la douche !

* **Séance épilation.**

* **(Re)confirmez vos rendez-vous** pour le jour du mariage.

············· **On y pense !** ·············

• Matin, midi et soir, tartinez vos lèvres d'un baume hydratant.

• Portez plusieurs fois par jour vos escarpins de mariée pour en attendrir le cuir... et éviter les ampoules le jour de vos noces.

1 à 3 jours avant le jour J

* **Pour se détendre avant le début des festivités,** rien de tel qu'un massage décontractant !

* **Un soin du visage chez l'esthéticienne ?** Oui, à condition qu'il soit doux pour la peau ! Donc on s'interdit tout nettoyage agressif de type « extraction » de points noirs, sinon rougeurs assurées...

* **Manucure et pédicure aujourd'hui !** En revanche, la pose de vernis s'effectuera la veille ou le jour du mariage. Si vous optez pour de faux-ongles, je vous recommande des extensions en gel sur chablons (petits supports pour « construire » vos faux-ongles sur mesure !). Cette technique est particulièrement adaptée à celles qui se rongent les ongles !

············· **On y pense !** ·············

• On épile ses sourcils 3 jours avant et non la veille pour éviter les rougeurs.

• Préparation du kit d'urgence « beauté » (mouchoirs jetables, mascara waterproof, rouge à lèvres, poudre compacte...).

• N'utilisez pas de nouveaux produits de beauté 24 heures avant, sinon, gare aux allergies !

• Prenez un long bain relaxant et... savourez. Le grand jour est — enfin — arrivé !

Le mariage est dans *4 heures!* Votre mise en *beauté* dans les *starting-blocks!*

Cheveux, make-up, mains, pieds : comment optimiser le travail des maquilleurs/coiffeurs le grand jour ? Et hop, voici quelques tips.

De bon matin...

Au réveil, aspergez-vous le visage avec de l'eau glacée, l'effet « glaçon » détendra vos traits et dynamisera votre peau. Ensuite, placez deux cuillères à café côté bombé très fraîches (apposez-les au réfrigérateur la veille) sur les yeux, en prenant soin de les enrouler chacune dans un mouchoir en tissu (pour ne pas se brûler avec le froid), pendant 5 minutes. Adieu poches et autres petites contrariétés d'un sommeil agité ! Terminez ce rituel matinal par un gel-crème ou des patchs décongestionnants et/ou hydratants sur tout le contour de l'œil.

········ **Mes produits préférés pour le contour des yeux** ········

Le Soin apaisant pour le contour de l'œil d'Avène ou en version gel chez Créaline Bioderma (tous les deux parfaits pour celles qui ne supportent rien !).
Sans oublier les patchs au bleuet de Klorane ni le roll-on Soin fraîcheur défatigant express de Embryolisse.

Step by step

Commencez par la séance coiffure. Évitez de vous laver les cheveux la veille ou le matin même, ils seront plus dociles et moins électriques au coiffage. Ne craignez pas la laque. Sans elle, la coiffure n'a aucune chance de tenir jusqu'au lendemain. Le gel et la cire apportent de la brillance aux boucles et aux mèches éparses (on n'abuse pas trop quand même !).

Habillez-vous avant le make-up. Votre maquilleur camouflera les imperfections du décolleté et du dos, en prenant soin de protéger votre robe avec des mouchoirs en papier.

Dernière ligne droite !

Jetez un coup d'œil à vos mains et pieds afin de vérifier la bonne tenue de votre vernis à ongles. Pour plus de brillance, appliquez une couche de top coat incolore… et ne touchez plus à rien !

Une fois prête, n'oubliez pas d'armer l'intérieur de vos escarpins avec des pansements transparents en silicone pour éviter les frottements et les ampoules.

Et si la tentation d'un café, thé ou soda est trop forte, buvez votre philtre anti-stress à l'aide d'une… paille. Cela évitera de laisser un léger dépôt coloré sur vos dents toutes propres.

Votre **kit beauté** pour le **grand** jour

Un mariage est riche en émotions : larmes, embrassades, éclats de rire… Ce qui implique également mascara qui coule, rouge à lèvres qui file et front qui brille ! Pour être belle et fraîche en toutes circonstances, optez pour ce kit beauté spécial wedding day.

Une semaine avant le grand jour, choisissez un sac type fourre-tout et remplissez-le avec vos « indispensables », de préférence en format voyage, listés ci-dessous. Il est d'usage de confier ce kit à l'une de vos demoiselles d'honneur.

Ma check-liste :

☐ *Paire de ballerines si vous portez des talons hauts*
☐ *Paire de collants ou bas de rechange*
☐ *Lingettes déodorantes*
☐ *Mouchoirs jetables*
☐ *Disques de coton*
☐ *Épingles à cheveux*
☐ *Pastilles à la menthe*
☐ *Mini brumisateur (eau thermale ou florale)*
☐ *Anti-cernes*
☐ *Fil dentaire*
☐ *Sérum physiologique (pour les yeux)*
☐ *Lentilles de rechange et/ou lunettes*
☐ *Brosse à cheveux*
☐ *Laque*
☐ *Crème pour les mains*
☐ *Baume pour les lèvres*
☐ *Poudre compacte avec miroir*
☐ *Rouge à lèvres (celui que vous porterez le jour du mariage)*
☐ *Mascara (waterproof)*
☐ *Vernis à ongles (celui que vous porterez le jour du mariage)*
☐ *Votre parfum (en version échantillon)*
☐ *Brosse à dents et dentifrice*
☐ *Pansements et stick anti-ampoules*
☐ *Nécessaire de couture d'urgence + des épingles à nourrice*
☐ *Fleurs de Bach anti-stress*
☐ *Pilule (pour ne pas oublier sa prise du jour !)*

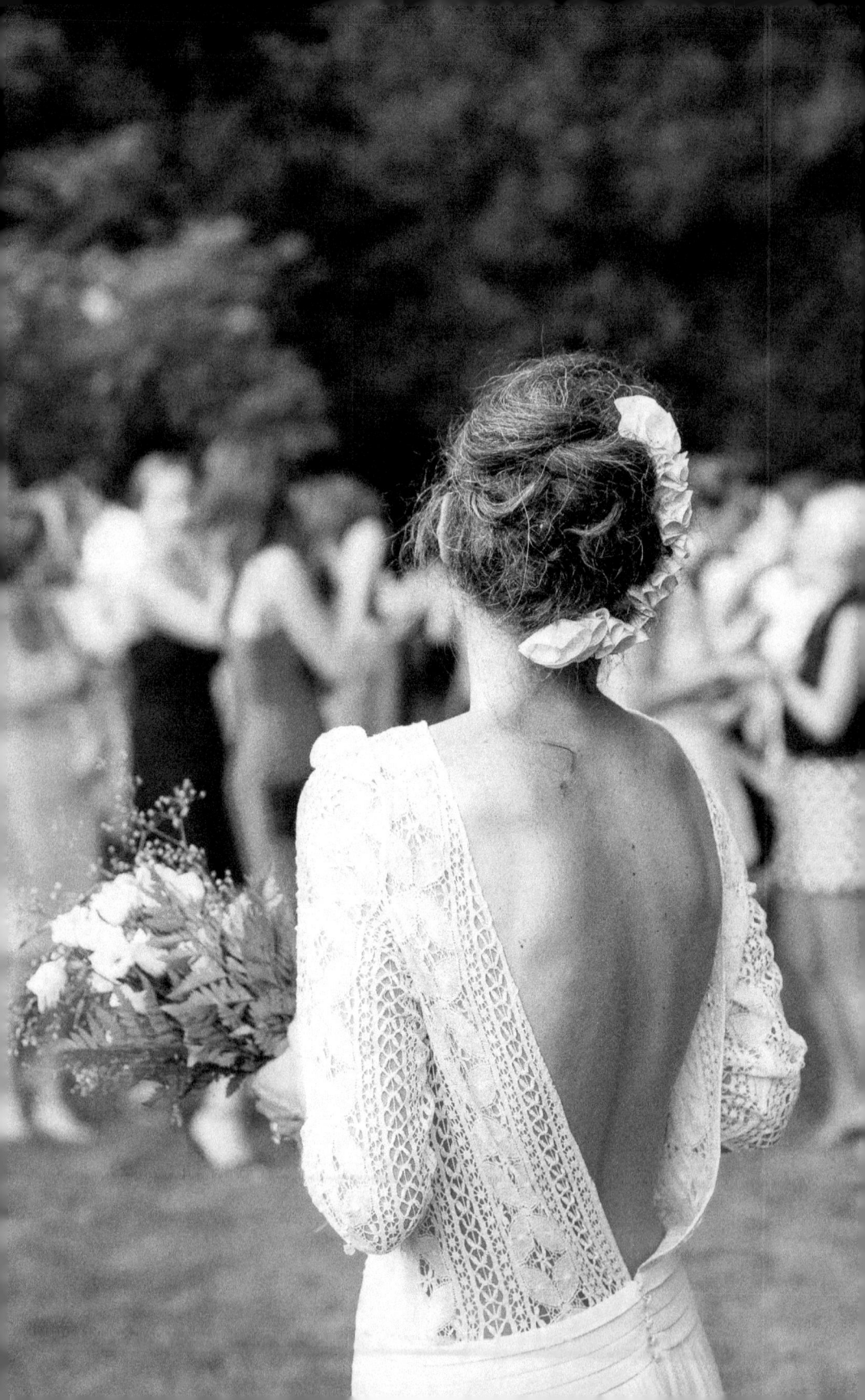

Il fallait y penser : témoignages de mariées!

Elles sont 6 et... jeunes mariées. Elles confient leurs « trucs » beauté pour un wedding sans accroc!

Pour durer toujours...

Odile : « *Ma maquilleuse m'avait prévenue, le make-up est mis à rude épreuve le jour J. Et je confirme! Il est donc impératif de sélectionner des produits waterproof et autres bases fixantes pour les cils, les paupières et la bouche. Résultat : pas de mascara dégoulinant dès la première larme ni d'étalement de fard et aucun transfert de rouge à lèvres sur les joues des invités!* »

Coup de soleil

Maëlle : «*J'ai la peau extrêmement blanche et sensible et pourtant je rêvais d'un bronzage "je reviens de Saint-Barth" pour mon mariage prévu au mois de décembre! Avec mes taches de rousseur, il n'était pas du tout raisonnable de me tourner vers des séances d'UV. J'ai donc choisi la solution de l'autobronzant en version lait hydratant avec hâle progressif (et crème pour le visage). Avec une application quotidienne pendant 2 mois jusqu'au grand jour. Les atouts : un rendu très uniforme (pas de traces indésirables!), une peau bien hydratée et un teint doré très naturel.* »

En toute légèreté

Julie : « *Pour éviter les yeux gonflés et les jambes lourdes à l'approche du grand jour, j'ai doublé ma consommation d'eau minérale tout en réduisant — radicalement — le sel dans mes plats! La veille du mariage, pensez également à surélever vos gambettes pour dormir.* »

Alliée de choc

Irma : « Avant le mariage, j'ai demandé à mon amie Béatrice d'être mon "miroir-retoucheuse" le jour J ! Sa mission : vérifier régulièrement mon make-up, ma coiffure (un chignon) et ma robe. À la moindre alerte, nous avions convenu toutes les deux d'un code "miroir-miroir". Dès qu'elle le prononçait, je savais qu'une retouche était nécessaire ! »

De bon matin

Fanny : « On m'avait bien prévenue : le matin du mariage, n'oublie pas de prendre un petit-déjeuner si tu ne veux pas tomber dans les pommes ou avoir l'estomac qui gargouille ! J'ai opté alors pour des aliments très digestes, légers et sources d'énergie. Mon menu pour éviter le ventre qui gonfle et le coup de pompe : une banane avec un yaourt, quelques cuillérées de muesli dans du lait et un verre de jus d'orange... »

Exit les ampoules

Manue : « 15 jours avant le mariage, j'ai porté mes escarpins chaque soir pour détendre le cuir et m'habituer aux lanières et aux talons de 8 cm ! Le grand jour, j'ai massé longuement mes pieds avec une crème anti-frottements (un truc de sportif qui fonctionne aussi pour éviter le frottement entre les cuisses !). Sans oublier des protections transparentes en silicone sur les parties du pied propices aux ampoules. Mission réussie, j'ai dansé toute la nuit ! »

Ô mon déo !

Sans alcool ? Anti-transpirant ? Sans trace ? Comment y voir plus clair au rayon déodorant ? Lequel choisir pour le jour J ?

Déodorant ou anti-transpirant ?

Un **déodorant** classique ne s'oppose pas à la formation de la sueur

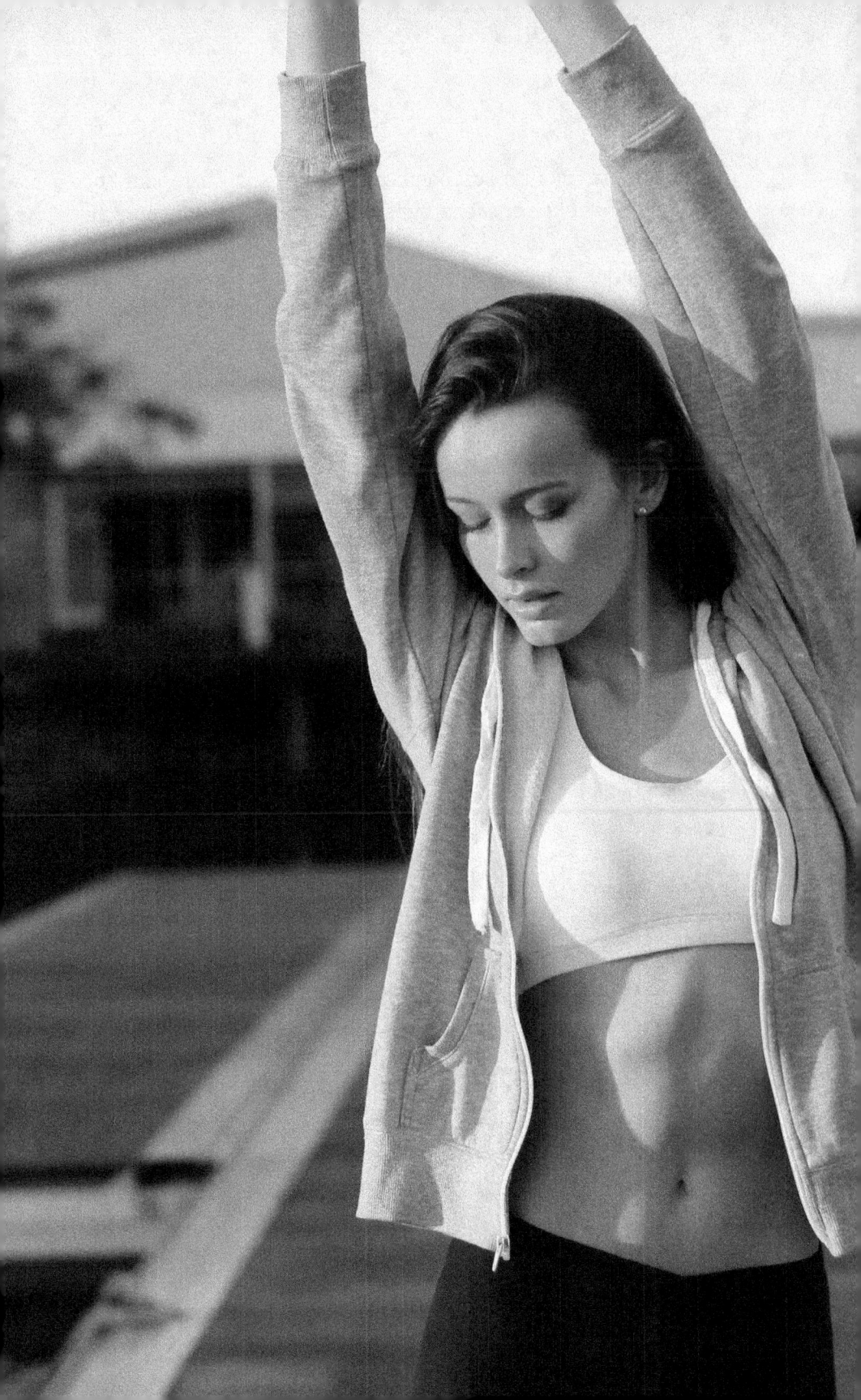

mais neutralise l'odeur : il est composé d'agents anti-bactériens et de « capteurs d'odeurs » qui absorbent l'humidité comme une éponge. L'anti-transpirant (ou anti-perspirant) quant à lui, resserre les pores et limite ainsi l'émission de sueur. Il est indiqué en cas de transpiration moyenne à importante. Pour information, les anti-transpirants contiennent souvent des sels d'aluminium. Ces derniers sont aujourd'hui décriés car leur innocuité reste à prouver (favorisent-ils le cancer du sein ? La question est encore d'actualité). Dans le doute, je vous recommande donc d'utiliser un déo avec des sels d'aluminium de façon très exceptionnelle.

En forme !

Choisissez votre déodorant en fonction de vos goûts (parfum, mode d'application...) et/ou de vos priorités (fiabilité, confort, anti-traces...). À noter : après une épilation des aisselles, évitez toutes les formules alcoolisées, qui peuvent provoquer brûlures et éruptions cutanées !

1. **Le spray (ou atomiseur)** : un classique ! Il offre, en version poudre et sans alcool, une sensation sèche à l'application. Idéal pour une note de fraîcheur instantanée.

2. **Le stick** : en version gel non gras ou poudrée. Ce mini-bâton s'applique facilement et sèche en quelques secondes. Adapté aux plus pressées.

3. **Le roll-on (à bille)** : une texture émulsionnée douce et fraîche. Parfaite pour les peaux sèches et irritables.

4. **Le déo-crème** : protecteur et nourrissant. Les peaux déshydratées et sensibles en sont folles !

5. **Les lingettes** : la dernière-née ! Ultra-pratique, la pochette se glisse dans un sac et s'utilise au moindre coup de chaleur...

Mon déo spécial wedding

• Pour celles qui transpirent peu ou modérément : le déo en spray 48h de Sanex Zero % à la pierre d'Alun, sans parabens, sans aluminium de chlorohydrate et sans alcool.

• Pour celles qui veulent du naturel et puis c'est tout : le déodorant crème Schmidt's Fragrance Free, 100 % naturel (en pot). Je préfère la version pour peau sensible. (Dans les boutiques en ligne de Bazar Bio ou Ecco Verde).

• Pour celles qui transpirent beaucoup : le déo stick de Dove en version classique. Avec sels d'aluminium (à réserver de préférence pour le jour J uniquement).

• Pour celles qui transpirent trop et qui complexent : la gamme de détranspirants Etiaxil a été conçue pour la transpiration excessive (aisselles, mains et pieds). C'est un traitement efficace disponible en pharmacie et sans ordonnance. À base de chlorure d'aluminium (à réserver de préférence pour le jour J uniquement).

Mes *pieds,* ces *héros!*

On a tendance à l'oublier mais nos pieds et nos jambes seront mis à rude épreuve pendant le wedding day. Vous voulez connaître le secret de la légèreté ?

Si vos pieds vous font régulièrement souffrir après quelques dizaines de minutes en station assise ou suite à deux heures de marche, gageons que le jour du mariage ne sera pas une partie de repos du côté des escarpins... La première chose à faire est de stimuler la circulation sanguine. Comment ? En adoptant trois principes de vie, simples mais terriblement efficaces :

1. **Surélever vos jambes** dès que vous êtes en position allongée (30 cm environ par rapport à votre tête).

2. **Chaque matin et/ou soir,** massez pieds et jambes avec un jet d'eau fraîche dans la douche pendant 2 à 5 minutes. Pour les plus frileuses, optez pour un bain de pied à l'eau froide. Vous pouvez y ajouter des

huiles essentielles de type menthe poivrée, lavande ou citron.

3. **Pensez à hydrater régulièrement vos pieds** (chaque soir si possible) et profitez de ce moment pour effectuer une application-massage en insistant sur toutes les zones endolories.

5 minutes par jour* pour soulager des pieds fatigués

Exercice 1

- Asseyez-vous sur le bord d'une chaise.
- Relevez les jambes vers le buste, joignez les mains autour de vos genoux fléchis.
- Faites tourner vos pieds, vers l'extérieur puis vers l'intérieur, en haut et enfin vers le bas.
- Répétez l'ensemble de l'exercice 30 fois.

Exercice 2

- Asseyez-vous sur le bord d'une chaise ou d'un tabouret.
- Placez une bouteille d'eau remplie ou une balle de tennis sous votre pied droit et effectuez un mouvement de va-et-vient de la pointe des orteils au talon.
- Recommencez l'exercice avec l'autre pied.
- Répétez 10 fois le mouvement complet avec chaque pied.

Exercice 3

- Asseyez-vous sur le sol. Pliez les genoux à hauteur du buste et gardez le dos bien droit.
- Attrapez le pied droit avec la main droite et le pied gauche avec la main gauche.
- Soulevez et étirez vos pieds alternativement à gauche puis à droite.
- Répétez 10 fois le mouvement complet avec chaque pied.

Exercice 4

- Allongez-vous sur le dos et posez vos jambes relevées en appui contre un mur.

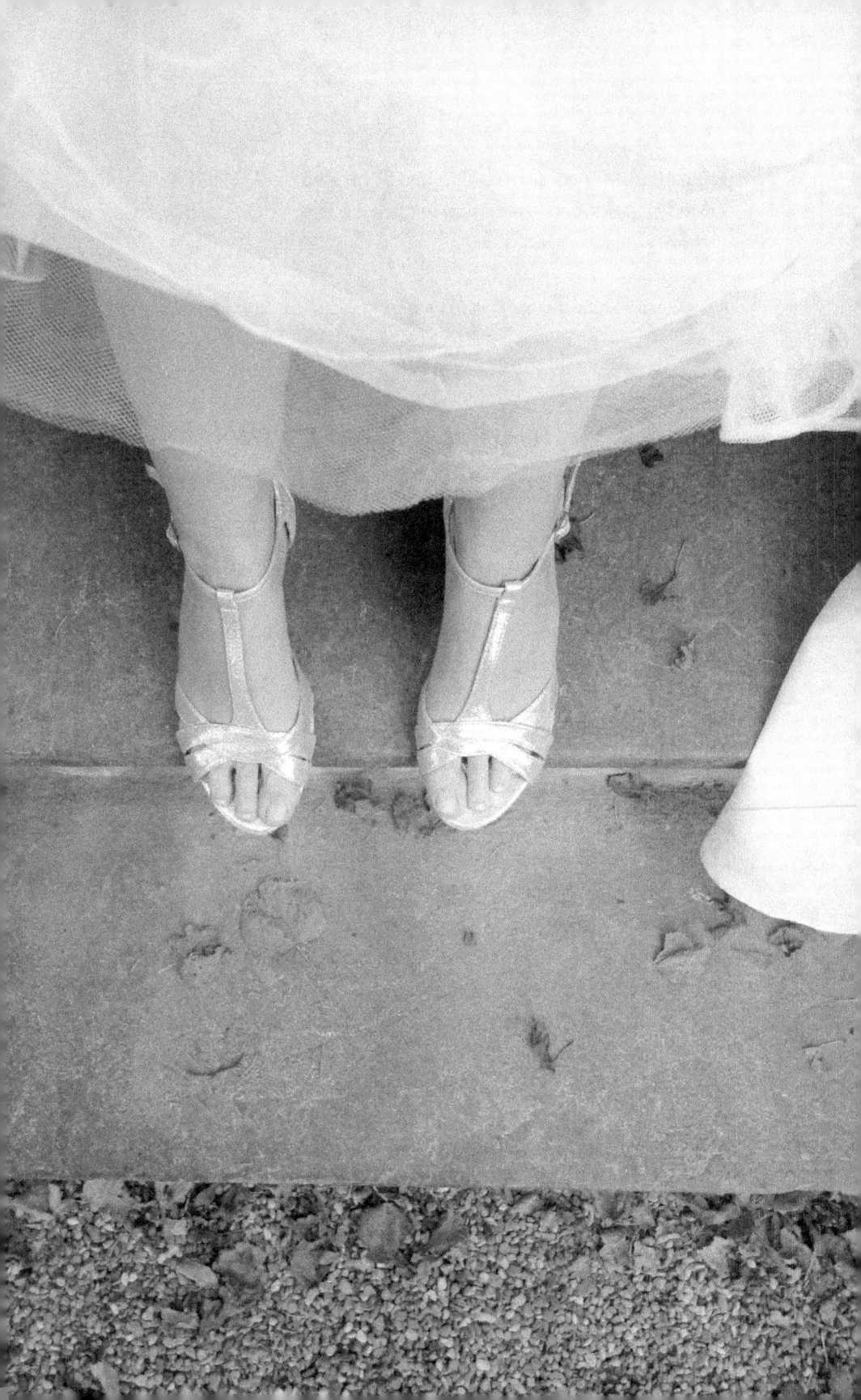

- Essayez de former un angle droit entre vos jambes et votre corps.
- Restez dans cette position jusqu'à ce que votre corps soit totalement relaxé.

* (4 exercices à faire groupés ou en alternance selon votre emploi du temps).

La **beauté** au bout des **doigts**

Vos ongles manquent de tonus ? Mis à l'épreuve du matin au soir, nos ongles réclament de la douceur quand la coupe est pleine : stries, fissures, dédoublement... Attention, l'heure du soin a sonné !

Programme d'attaque

Première règle de base : pour entretenir vos ongles, protégez vos mains ! Vos pires ennemis sont les produits ménagers, le soleil et le froid. Chaque jour, tartinez vos extrémités avec une crème protectrice et hydratante (pour la journée, je suis fan de la crème mains et ongles Rêves de Miel de Nuxe. J'adore aussi la version au Chanvre de Body Shop. Elle est assez grasse, donc parfaite en masque ou en routine du soir). Dans la mesure du possible, portez des gants en cas d'utilisation de détergents ou pour toute activité susceptible de brutaliser vos dix doigts. L'application d'un soin nourrissant en massage le soir autour de l'ongle maintiendra vos cuticules nettes et soignées.

Dernière recommandation : même si on les entretient soigneusement, les ongles qui ont tendance à être friables et mous se fissurent facilement. Le bon plan : appliquez un fortifiant ou un durcisseur pour les rendre plus résistants... et mangez des sardines régulièrement (vous allez voir la différence au bout de quelques semaines à peine) !

5 conseils en or... pour des ongles de fer

1. **Utilisez une lime en carton et à grains ou en verre.** Les paires de ciseaux, pinces et limes métalliques peuvent causer l'écaillement des ongles.

2. **Évitez de limer les coins extérieurs**, afin de ne pas affaiblir l'ongle.

3. **Ne coupez pas les cuticules :** elles repoussent en s'épaississant et en durcissant. Offrez-leur un bain tiède chaque semaine pour les ramollir et utilisez un bâton de buis pour les repousser très doucement.

4. **N'appliquez pas le vernis directement sur l'ongle** sans avoir posé au préalable une base pour le protéger (impératif pour toutes les couleurs pigmentées qui jaunissent les ongles).

5. **Côté dissolvant**, choisissez les moins décapants pour vos ongles, c'est-à-dire sans acétone.

Manucure & pédicure : mode d'emploi

1. **Nettoyez vos ongles** à l'aide d'un dissolvant sans acétone, plus doux et moins desséchant. Pour les mains, choisissez un « bain » dissolvant qui éradique, grâce à son système de mousse, le vernis en quelques secondes (comme par exemple le Dissolvant Miraculeux de Bourjois). Existe aussi pour les pieds, mais je trouve ça moins pratique.

2. **Limez et sculptez la forme des ongles :** un arrondi ou un carré à coins arrondis plus résistant aux chocs. Le limage s'opère dans une même direction, d'un côté vers le centre (évitez les va-et-vient trop agressifs). Je ne vous recommande pas l'usage du polissoir, qui a tendance à fragiliser l'ongle.

3. **Plongez vos doigts dans un bol d'eau chaude** (et vos pieds dans une bassine) : y ajouter quelques gouttes d'huile d'olive, d'amande douce ou de lait. Patientez 3 minutes et passez à l'étape suivante.

4. **Massez délicatement vos mains et pieds** avec un exfoliant doux (celui que vous utilisez pour le visage). Rincez.

5. **Apposez un masque hydratant sur vos mains et pieds** secs (celui que vous utilisez pour le visage). Laissez reposer vos

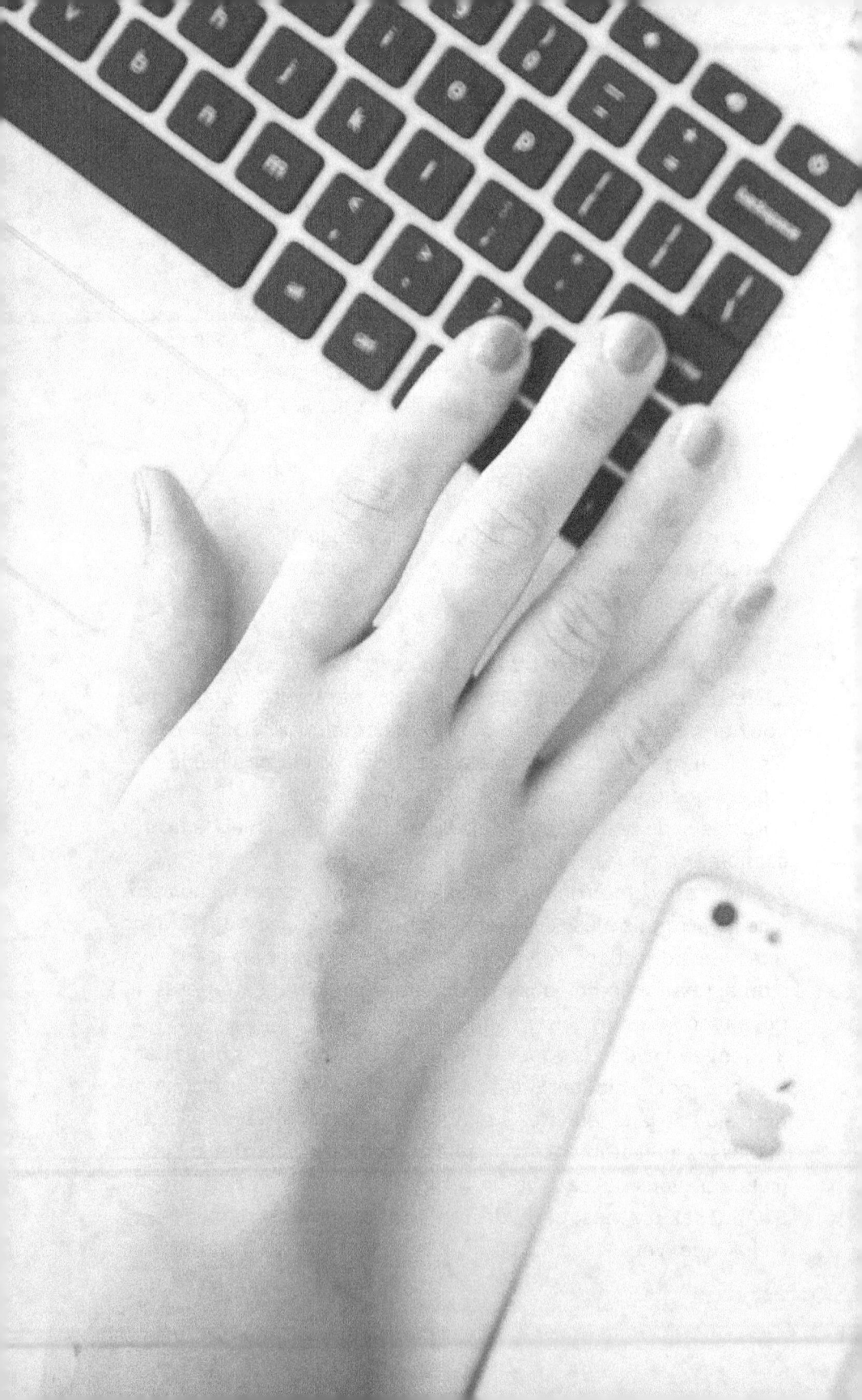

extrémités à l'intérieur d'une serviette chaude pendant 5 minutes.

6. **Repoussez les cuticules** à l'aide d'un bâton de buis enroulé d'une fine pellicule de coton pour éviter de vous blesser.

7. **Nettoyez à nouveau la surface de vos ongles** avec un coton et de l'eau chaude (ou un tonique visage) pour retirer les traces restantes d'huile et de masque.

8. **Déposez une première couche de base coat** (le « sous-vernis ») et choisissez-le "traitant" si vous avez des ongles mous, cassants ou dédoublés. La technique d'application : une première bande centrale de la base vers la pointe, puis une bande de chaque côté. Patientez 3 minutes.

9. **Appliquez ensuite votre vernis à ongles.** Patientez 3 minutes avant la seconde couche. Attendez 5 minutes, et terminez par un top coat ou gel coat (« sur-vernis ») pour fixer votre vernis à ongles.

10. **N'oubliez pas d'hydrater** vos mains et vos pieds 2 à 3 heures après !

· · · · · · · · · · · · · · · · · ·   **Mon petit truc à moi**   · · · · · · · · · · · · · · · · · ·

Comme j'ai deux mains gauches, il m'arrive fréquemment de « déborder » au moment de la pose de mon vernis ! J'ai deux solutions, soit j'utilise un pinceau très fin, que je trempe dans le dissolvant, pour effacer mes bêtises ; soit je pose mon vernis le dimanche après-midi, et profite d'une douche chaude le soir (plus celle du lundi matin) pour faire partir les traces de vernis indésirables !

SOS d'une *rongeuse* *d'ongle* en détresse !

Les trucs de mes copines

- **De la couleur**

    Hélène : *« Pour ne pas ronger mes ongles, ma technique est simplissime !*
    Je prends le temps de me faire une manucure ultra soignée avec un vernis...

foncé ! Et honnêtement, une fois le travail terminé, je ne souhaite pas du tout gâcher ce joli travail. Dès que je vois mes ongles vernis, et malgré l'envie de m'y attaquer, j'arrive à me retenir ! »

• **Du soin**
Virginie : « *Mon produit fétiche ? La crème pour les ongles Écrinal soin Croissance & Résistance (en pharmacie/parapharmacie). Quand mes ongles se retrouvent en état de détresse ultime, j'applique ce produit tous les soirs. La repousse est rapide et mes ongles reprennent vie. Du coup, l'envie de les ronger me passe pour un bon moment.* »

• **De la longueur**
Cindy : « *Moi je ne jure que par les faux-ongles ! Quand mes ongles sont trop courts et vraiment mal en point, je me fais poser des extensions en gels sur chablons. Cela permet de reconstruire la partie haute de mes ongles de façon plus naturelle que des capsules. Mes vrais ongles repoussent doucement sous le gel et moi je perds l'habitude de les grignoter. C'est gagnant-gagnant ! »*

• **Du goût**
Violette : « *En cas de crise, j'utilise la bonne vieille méthode du vernis amer. Mon chouchou ? Le vernis Bioamer traitant de chez Bioes (en pharmacie/parapharmacie). Je ne le fais pas systématiquement car on peut s'y habituer. Mais entre nous, c'est tellement dégoûtant que je ne touche pas à mes ongles dès que j'en applique ! »*

Halte aux poils !

Un corps parfaitement épilé, le rêve absolu de toutes ! Et pour y parvenir, toutes les méthodes sont permises... ou presque !

Crème dépilatoire

Épilation éclair avec la crème dépilatoire : une couche uniforme sur la zone à épiler, laissez agir et rincez ! Le produit dissout le poil (à l'aide d'actifs alcalins) à la base de la peau. Le fini est plutôt doux (grâce à la présence d'aloe vera ou d'amande douce). Comptez 3 à 5 jours avant la repousse.

Rasage

Très précis et rapide d'utilisation, le rasoir mécanique s'emploie sur peau humide (avec savon, gel ou mousse de rasage) pour éviter les coupures. Et jamais sur le visage (sauf de façon hautement exceptionnelle) ! Mauvais point, une netteté assurée d'à peine 48 heures.

Pince à épiler

Parfaite pour des retouches isolées et l'épilation des sourcils. Facile d'utilisation, choisissez de préférence un modèle en « crabe » (pinces recourbées) pour plus de précision. N'oubliez pas de désinfecter la pince avant et après chaque épilation. Repousse lente (entre 2 et 4 semaines).

Épilateur électrique

Efficace (même sur poils courts) mais pas rapide, l'épilateur électrique permet une épilation nette et durable. De nombreux modèles existent avec têtes adaptables pour les zones sensibles (aisselles, bikini) et/ou des fonctions « confort » : gommage, massage, froid (anesthésiant). Repousse lente (entre 2 et 4 semaines).

Cire chaude ou tiède

Réutilisable, la cire chaude est chauffée dans un appareil, au bain-marie ou au micro-ondes. Si c'est une cire tiède, utilisez des bandes de coton pour retirer le produit. Demande de la dextérité. Repousse lente (entre 2 et 4 semaines).

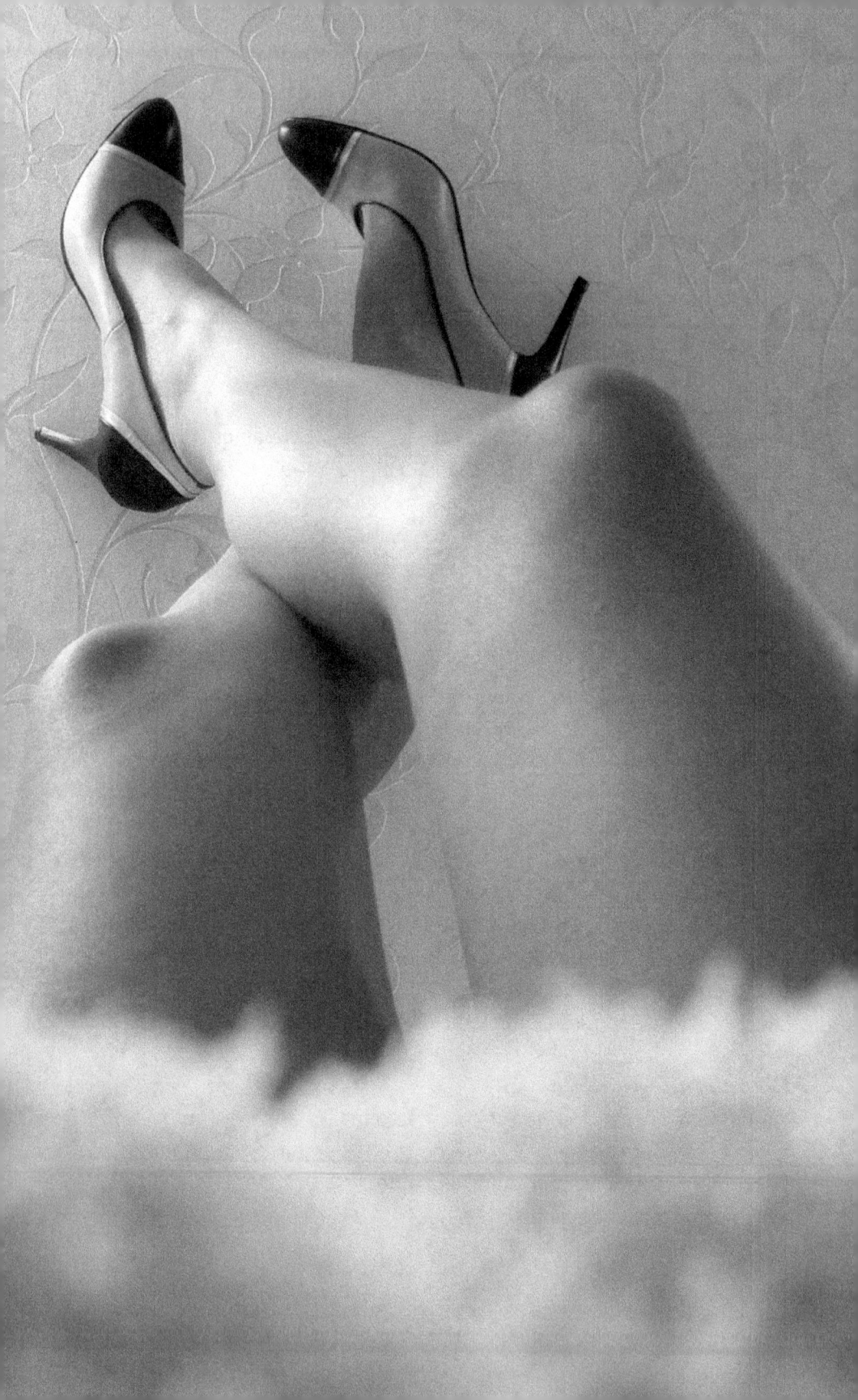

Cire froide

Présentée sous la forme de bandes encollées, la cire froide est pratique pour des retouches minute et pour celles qui souffrent de troubles circulatoires/varices. Repousse lente (entre 2 et 4 semaines).

Épilation au laser

Le fonctionnement de l'épilation au laser repose sur la destruction des follicules pileux, en visant le pigment du poil (la mélanine). Efficace surtout sur les poils foncés et les poils en phase de pousse, cette technique est radicale mais un peu douloureuse. Épilation définitive* après 4 à 10 séances. Pour plus d'infos, lisez le chapitre 2 !

Selon les zones à épiler et la pilosité

Le point « *minou* »

Vous avez la robe de mariée de vos rêves, les accessoires et peut-être même déjà un ensemble de lingerie sexy à souhait. Mais se pose désormais une question cruciale : quelle épilation du maillot pour mon mariage et... ma nuit de noces ?

Avant de vous lancer

Mon premier conseil : n'attendez pas le dernier moment pour vous rendre chez votre esthéticienne ! Surtout si vous n'êtes pas habituée aux épilations du maillot. Je vous encourage à prendre rendez-vous 3 mois avant le mariage pour tester une forme d'épilation, voir comment votre peau réagit ainsi que le timing de repousse. Vous pourrez prévoir un planning plus précis à l'approche du jour J. Évitez de vous faire épiler lors de vos règles, car vous risquez d'être plus sensible à la douleur (et vous vous sentirez quand même plus confortable sans vos ranianias !).

Quel maillot pour moi ?

Si les formes de maillot listées ci-dessous sont les plus répandues, notez que chaque institut propose ses propres forfaits avec des définitions parfois... différentes d'une adresse à une autre. Avant toute application de cire (chaude), mettez-vous bien d'accord avec votre esthéticienne sur ce qui sera épilé ou non.

Le maillot classique : vous prenez votre culotte préférée et l'esthéticienne épile ce qui dépasse !

Le maillot échancré : on roulotte les bords de votre culotte pour épiler davantage sur les côtés et sur le dessus.

Le maillot « ticket de métro » (ou américain) : c'est l'épilation chouchoute en institut avec le brésilien ! Les poils du pubis prennent la forme d'un petit ticket et on épile aussi les lèvres + le sillon inter-fessier (si vous le souhaitez).

Le maillot brésilien : Les poils du pubis prennent la forme d'un petit triangle et on épile aussi les lèvres + le sillon inter-fessier (si vous le souhaitez).

Le maillot intégral : l'épilation la plus radicale puisqu'on enlève tous les poils (du pubis aux lèvres + sillon inter-fessier).

Après l'épilation

Alors, c'était comment cette petite session épilation du maillot ? Pour apaiser les échauffements et calmer les irritations, suivez ces conseils :

- Appliquez un soin apaisant (de l'amande douce ou du gel d'aloe vera) pendant quelques jours, le temps que votre minou reprenne du poil de la bête ! Astuce : si vous avez un bébé, piquez-lui sa crème contre les érythèmes fessiers, ça fonctionne du tonnerre !
- Évitez les saunas et les douches ultra chaudes pour ne pas irriter davantage votre peau échauffée.
- Choisissez un gel lavant doux sans savon pendant quelques jours pour pallier toute irritation.
- Si vous êtes vraiment irritée (échauffements, démangeaisons), n'hésitez pas à vous tartiner avec une bonne couche de crème

Cicalfate d'Avène matin et soir (pendant le temps qu'il faut) pour apaiser et booster la cicatrisation de votre maillot malmené (mais divinement épilé).

1, 2, 3, détendez-vous !

Le jour du mariage approche et quelques crises d'anxiété et/ou de contrariété se déclarent sans crier gare ? Votre corps et votre esprit sont par conséquent en alerte. Le stress n'est certainement pas votre meilleur allié à l'aube du plus beau jour de votre vie. Allez, on souffle et on relâche cette pression de dingue !

Gestes sur mesure

Pour soulager la tension, on court se faire masser ! Rien de mieux qu'un massage mixant cataplasmes à base de plantes ou pierres chaudes et techniques plus traditionnelles pour une décontraction en profondeur. N'oubliez pas de boire beaucoup d'eau le jour de votre rendez-vous, pour éliminer au maximum toutes les mauvaises toxines de votre système ! Si votre budget le permet, optez pour un massage par semaine le mois précédant le jour J. Dans le cas contraire, offrez-vous un soin relaxant d'une heure minimum, 2 jours avant la date du mariage.

Yogattitude

Mieux encore, inscrivez-vous à des cours de yoga deux à trois mois avant le grand jour. Les exercices de respiration, techniques de relaxation et postures apaiseront nettement votre stress et détendront à coup sûr votre corps et vos petits neurones. Si vous n'avez pas le temps de vous rendre en classe, testez des méthodes DVD ou des vidéos sur YouTube. Choisissez des versions pour débutants et axées particulièrement sur la relaxation.

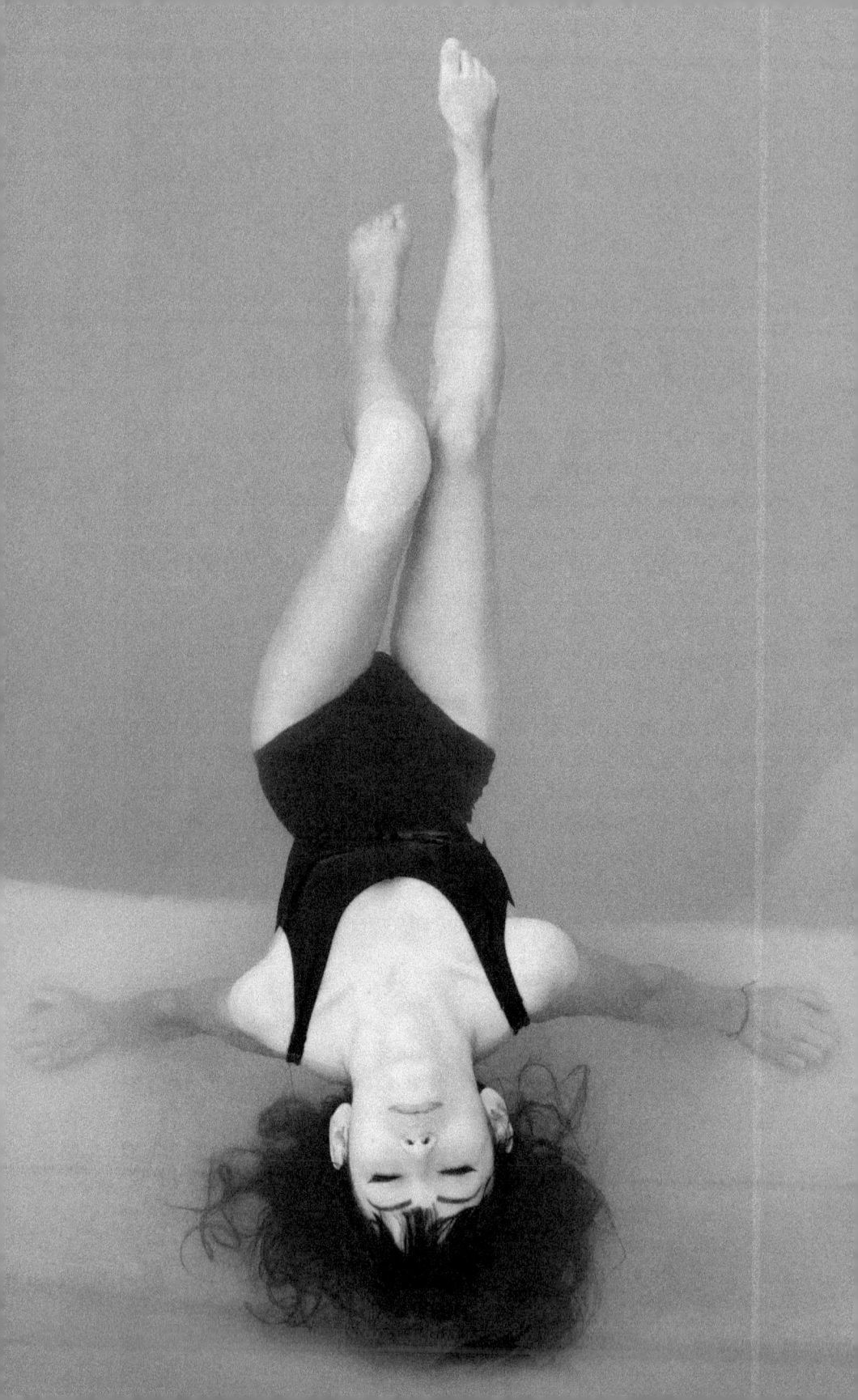

Trempette

Un bon bain chaud détendra vos muscles et votre esprit.

À moins de 20 °C : idéal pour redynamiser la circulation sanguine et tonifier les tissus.

À 25 °C : c'est la bonne température pour raffermir la peau et éliminer la rétention d'eau.

À 37 °C : température parfaite pour un instant plaisir, détente absolue, et soulagement des courbatures. De préférence avant le coucher car il sera un excellent préparateur de sommeil.

Pas plus de 20 minutes de barbotage sinon la peau se ramollit ! Rincez-vous en diminuant progressivement la température de l'eau (il faut qu'elle soit fraîche) et remontez le jet des pieds vers le cœur (pour réactiver la circulation).

De l'air !

Lorsque vous avez besoin de vous vider la tête, rien de tel que de prendre — littéralement — une bouffée d'oxygène ! Sortez, avec de la musique aux oreilles ou non, pour une balade en solitaire. À vous de choisir le rythme : marche lente, rapide, jogging... Respirez à fond, soufflez, détendez vos bras, activez vos 5 sens.

En un mot, r-e-s-p-i-r-e-z !

De l'eau

Si vous vous sentez fatiguée et stressée, diminuez radicalement vos doses de caféine (café, thé, soda...). Vous allez me dire que vos 5 expressos quotidiens sont indispensables pour tenir debout ! Pour quelques minutes, oui. Sur la durée, absolument pas. En effet, une fois le pic d'énergie atteint, la descente est rude, vous laissant une sensation d'usure. Et en plus, cela vous déshydrate.

Alors on mise sur l'eau, bonne pour la forme et pour la peau ! Si vous n'êtes pas très fan de l'eau minérale, ajoutez dans votre carafe ou verre des tranches d'orange, de citron, pour y apporter un peu de pep's.

Des maux, des mots

Un mariage, c'est un flot d'émotions. Alors pourquoi ne pas coucher sur le papier ou sur l'écran ce que vous ressentez ?

Peut-être aurez-vous l'envie de tenir un blog pour partager vos bons plans, vos inquiétudes ; ou simplement le désir d'écrire sur un carnet vos pensées ou vos doutes, noter les étapes de ce mariage qui occupe votre esprit jour et nuit. Je vous assure que vous prendrez un plaisir immense à relire vos écrits quelques mois voire quelques années après !

Un spa...
chez moi !

Si votre budget est trop serré pour vous offrir un soin détente en institut, pourquoi ne pas organiser un après-midi « zen » chez soi ? Direction votre spa maison qui n'aura pas à rougir devant les plus grands !

Transformez votre salle de bains en spa

L'ambiance dans les centres de spa est toujours enveloppante et relaxante. Pour recréer ce cocon zen à la maison, il faut une salle de bains accueillante pour un moment de détente parfait. Il n'y a pas que l'eau chaude qui compte ici. C'est d'abord une question d'expérience pour prendre soin de soi.

Boostez vos sens

Spa rime évidemment avec volupté et parfums. Pour vous immerger dans une totale ambiance spa, les huiles essentielles vont jouer un grand rôle. Pour une relaxation optimale, la lavande est parfaite. Si vous cherchez un effet stimulant, utilisez la citronnelle et la menthe poivrée. Quant à l'eucalyptus, il a des vertus antiseptiques. D'autres huiles essentielles peuvent mieux convenir à vos envies du moment ! Soit dans l'eau du bain, soit à l'aide d'un diffuseur. Attention, n'en abusez pas ! Quelques gouttes suffisent. Bien lire les précautions d'usage avant utilisation.

Musique et bougies...

Préparez une playlist sur votre lecteur mp3 (ou smartphone) avec des musiques douces et zen. Ensuite, lumières tamisées s'il vous plaît ! Elles vous plongeront dans un univers de sérénité et d'harmonie. Les bougies de toutes les formes et de toutes les couleurs feront l'affaire, notamment les bougies flottantes à installer dans votre baignoire. Vous pouvez aussi opter pour des lampes à LED, pour des variations de couleurs apaisantes.

Végétalisez-vous

Pour encore plus de relaxation, apportez une green touch à votre environnement. Parmi les plantes vertes incontournables, installez des fougères, idéales en milieu humide. Vous pouvez aussi disposer quelques plantes tropicales qui transformeront votre salle de bains en véritable oasis de beauté. Pensez également aux orchidées ou aux anthuriums.

Plongez !

Maintenant que votre spa maison est prêt, passez à l'étape de relaxation en vous glissant dans un bain chaud (37 °) et parfumé. Appliquez un masque visage adapté à vos besoins, pendant 15 à 20 minutes. Installez-vous confortablement et respirez à fond ! Une fois détendue, terminez votre séance par une exfoliation du corps et un gommage des pieds. Pour les plus courageuses, un dernier rinçage à l'eau fraîche de la tête aux pieds sera des plus revigorants ! À la sortie du bain, enfilez un peignoir doux et tiède si possible (n'hésitez pas à le déposer sur votre chauffe-serviettes au préalable). Retirez votre masque et hydratez votre peau. Vous vous sentez déjà mieux, non ?

Comment *éviter* les fringales de **stress** ?

Bientôt le wedding day. Le stress commence à vous habiter 24 h/24. Et l'envie de grignoter à tout de bout de champ ne vous quitte plus ! Alors, comment gérer ses fringales, pour pouvoir — accessoirement — rentrer dans sa robe de mariée ?

* Des pommes : les pommes constituent la collation par excellence. Non seulement elles enlèvent la plaque dentaire et combattent la mauvaise haleine, mais elles sont en plus gorgées de vitamine C, ce qui aide, entre autres, à stimuler votre système immunitaire (pour ne pas tomber malade). En bonus ? Les pommes possèdent de bons glucides pour vous rebooster en énergie (contrairement aux chouquettes !).

* Des amandes : riches en protéines et fibres, elles sont une excellente source de vitamine E. Leurs acides gras essentiels préservent la santé et l'éclat de votre peau. Limitez-vous à une dizaine d'amandes par jour car elles sont "un peu" caloriques.

* Du popcorn : non, le popcorn n'est pas réservé qu'aux séances ciné ! Il est d'ailleurs une excellente alternative quand on a une petite (ou grosse) fringale. Évidemment, on choisira son popcorn nature, sans beurre, sans sucre, sans sel et sans caramel. Léger et aérien le popcorn est un en-cas qui permet la quantité avec un minimum de calories.

* Du chocolat noir : un à deux carrés de chocolat noir par jour contribuent à stimuler les fonctions cérébrales. Alors pourquoi s'en priver ? Et puis il paraît que le chocolat noir est le plus délicieux

des anti-déprimes. Parfait quand le stress monte !

* Des cerises : pleines d'antioxydants, les cerises contiennent aussi de la mélatonine, qui aide à réguler votre cycle de sommeil (ce qui n'est sans doute pas totalement inutile avec toutes les nuits agitées liées à la planification de mariage !).

Apprendre à se relaxer avant le grand jour

La préparation du mariage commence à provoquer chez vous de petites montées d'angoisse ? Le signal est limpide : il faut que vous preniez du temps pour vous. Plutôt anxieuse de nature, je partage avec vous mes trucs pour gagner en zénitude...

1. Respirez

Lorsque les angoisses commencent à vous gâcher la vie, prenez cinq minutes pour vous asseoir sur un coussin au sol, au calme. Recentrez votre énergie et faites plusieurs respirations complètes. Ce temps-là est à vous. Ces cinq minutes sont importantes. Vous pouvez opter pour le silence total pour concentrer votre attention sur certains sons environnants. Si vous souhaitez vous fermer au (mauvais) bruit, écoutez une compilation de type « relaxation » ou « yoga » sur YouTube ou sur une appli de musique.
Au bout de quelques sessions, vous verrez, ces cinq minutes vous permettront d'apprendre à ralentir et à calmer vos tourments.

2. Communiquez

Vous gardez tout pour vous ? Les frustrations, les peurs, les choix difficiles ? Apprenez à parler à l'autre. La parole libère souvent. Votre entourage vous aime et ne demande qu'à vous aider.

Alors ouvrez-vous, dites « non » quand c'est nécessaire et sans culpabiliser. C'est votre mariage, votre vie. Et quand la parole n'est pas facile, notez vos maux sur un carnet. Vous le verrez l'écriture peut avoir une vraie force thérapeutique.

3. Connectez-vous avec votre futur(e) marié(e)

La méditation n'est pas seulement qu'une activité solo : lorsque vous avez le temps, prenez avec votre conjoint(e) quelques minutes pour vous offrir un moment zen ensemble. Assis l'un à côté de l'autre, main dans la main, méditez pendant 5 à 20 minutes pour vous détendre et calmer vos esprits, puis parlez doucement en partageant tout ce qui vous semble important.

4. Vivez dans le présent

Le problème avec l'organisation du mariage, c'est que vous vous projetez sans arrêt. On ne parle que du futur, et on ne vit pas l'instant présent. Ne passez pas tout votre temps sur votre mariage surtout s'il est programmé dans un an. Vivez intensément chaque journée. Planifiez chaque semaine d'autres choses pour vous aérer l'esprit : du sport, des films au cinéma, des amis à voir, des balades, vos séances de méditation.

5. Soyez pragmatique

Nous avons souvent tendance à vouloir régler tous nos problèmes en même temps. Malheureusement, on n'y arrive rarement et on a le sentiment, en plus, de ne pas trouver les bonnes solutions.

Mon conseil : que ce soit pour l'organisation de votre mariage ou dans votre vie au quotidien, faites le choix de régler les difficultés les unes après les autres. Libérez votre cerveau pour qu'il soit disponible et au maximum de ses capacités. Le temps que vous consacrerez à un problème (et pas dix) vous permettra d'être concentrée sur un seul sujet sans être polluée. Une fois le problème résolu, vous pourrez passer au suivant. N'hésitez pas à faire une liste et à rayer chaque point traité.

Ces blogs *inspirants* *qui font du bien*

- Pour lire un "blog heureux" avec des sujets passionnants qui me parlent toujours : amour de soi et de la vie, bonheur, photographie, voyage,... Ici, tout n'est que solarité, délicatesse et bienveillance. Découvrez vite la jolie plume d'Anne-Solange. **Cachemire et Soie** — http://www.cachemireetsoie.fr

- Pour des mantras qui donnent la pêche et des articles inspirants qui invitent à réaliser ses rêves que ce soit au boulot ou à la maison. Son auteur Sophie Trem est vraiment pleine d'humour, très créative et attachante. Direction son *autre* art de vivre : **the other art of living** — http://www.theotherartofliving.com

- Pour trouver de belles inspirations pour son mariage, des solutions côté organisation, des idées de prestataires, de DIY... Vous l'aurez compris, ce blog/site/shop est une véritable mine d'or pour préparer son wedding day. Et il fait du bien parce qu'en plus d'être pratique, il est beau, bien pensé et très pétillant : **Un Beau Jour** — http://www.unbeaujour.fr

- Pour suivre les aventures d'une coach sportif sensible, globe-trotteuse et généreuse en bons conseils (fitness, yoga, voyages, bien-être, recettes etc). Ses articles sur l'apprentissage de la méditation sont extras : **Le Canard Ivre** — http://lecanardivre.fr

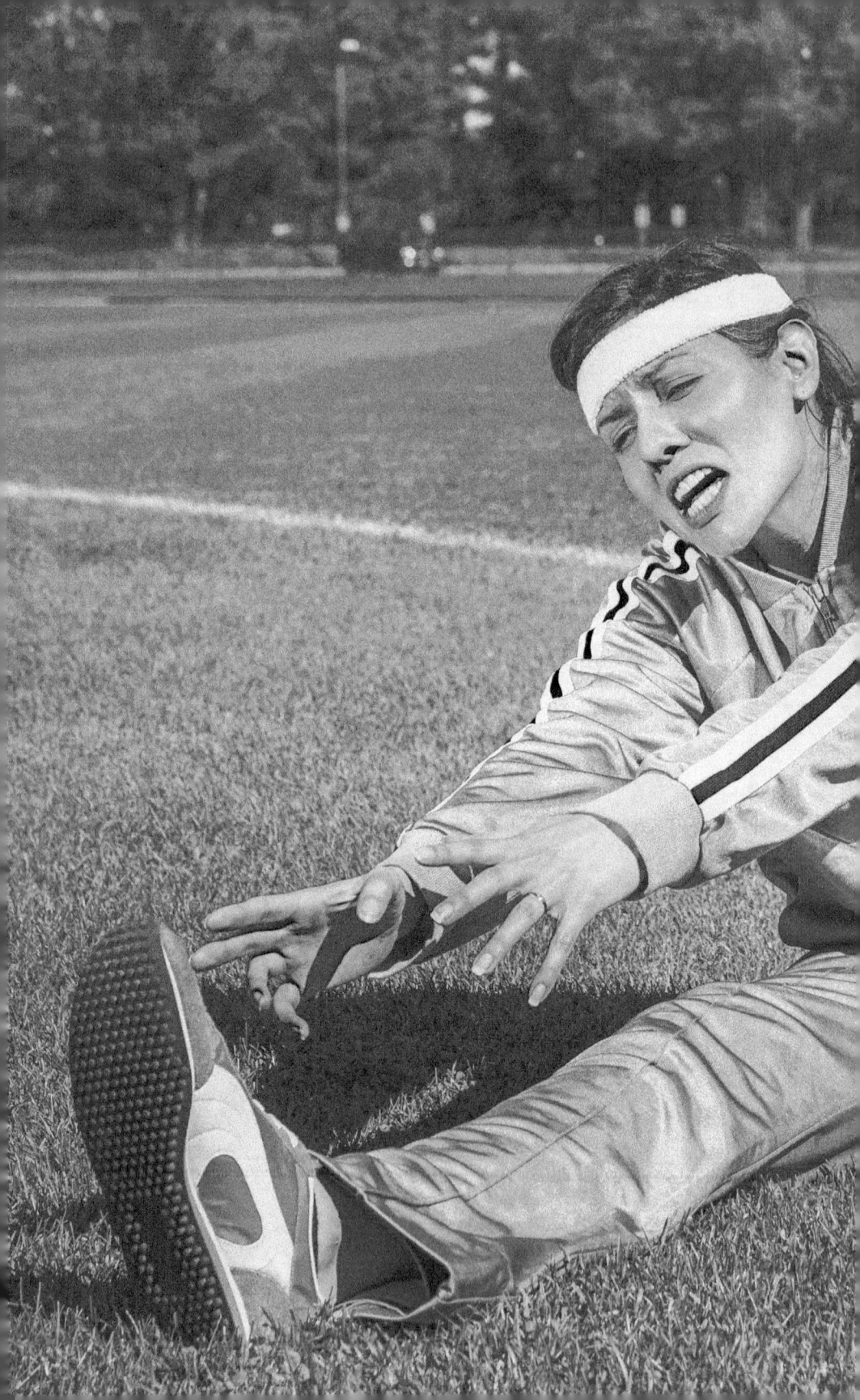

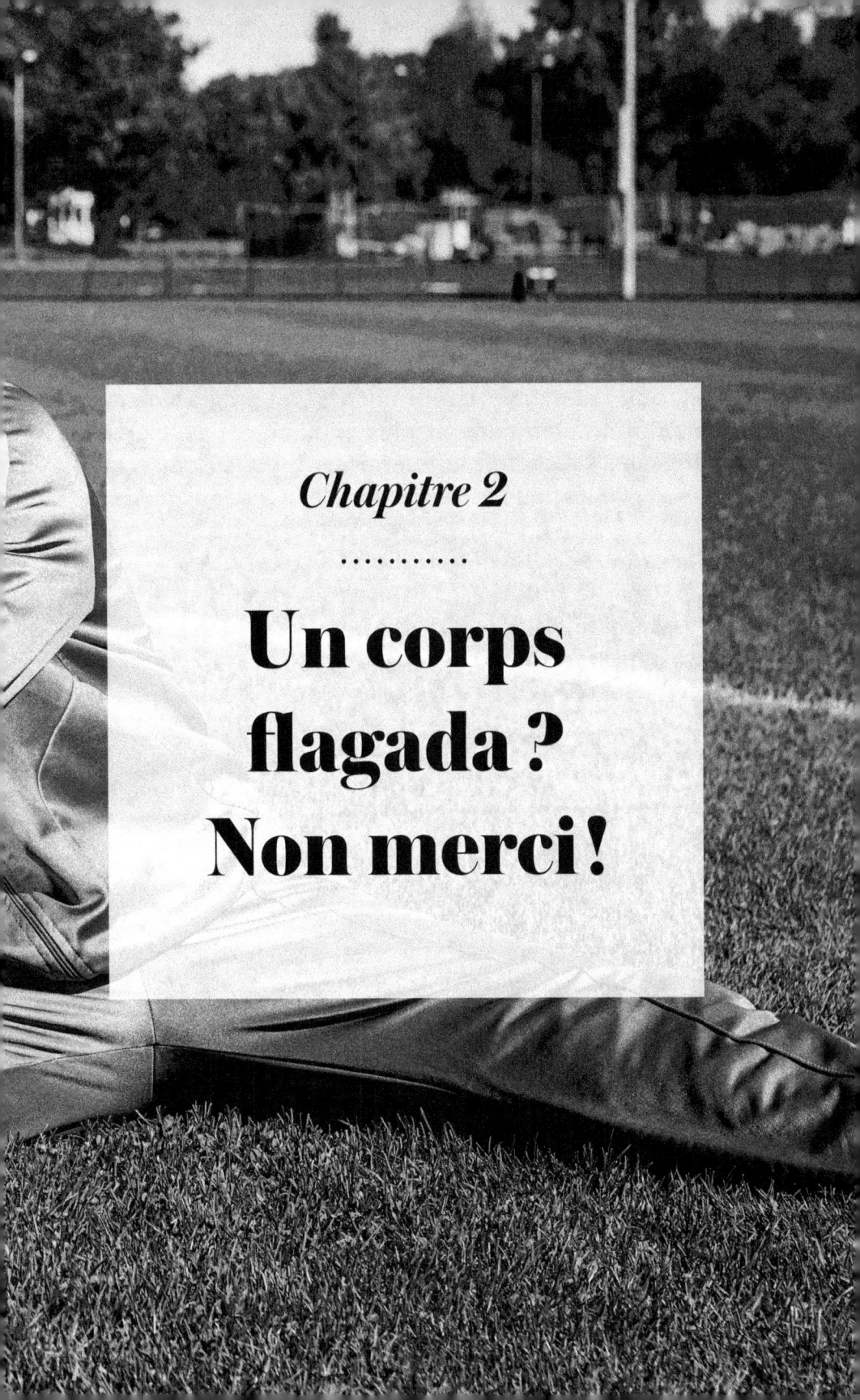

Chapitre 2

....

Un corps
flagada ?
Non merci !

Opération « *au top* » pour dire « *oui* » *(et même après)*

Un mariage se prépare au moins un an à l'avance. C'est l'excuse rêvée pour prendre la résolution de s'occuper de soi dès maintenant et pour toujours ! Au programme, une alimentation plus saine et plus équilibrée, des exercices pour gagner en énergie et tonifier ses muscles, et des massages réguliers pour se revitaliser, de la tête aux pieds.

1. Opération recettes vitaminées et détoxifiantes

Oui, on peut se lancer dans une opération détox deux semaines avant le mariage. Mais pourquoi ne pas s'y mettre dès aujourd'hui ? La grande majorité des recettes suivantes offre un vrai boost de vitamines. L'idéal pour la peau et pour l'organisme. *Let's go !*

Les eaux détox

L'eau détox (ou water detox) c'est la nouveauté du moment. C'est simple, rapide, bon, frais et vitaminé. Il vous faut de l'eau plate ou pétillante, fraîche de préférence.

Des fruits et des légumes : grenade, citron, concombre, pêche, pomme, melon, framboise, fraise, orange, myrtille, pastèque, etc. Vous pouvez mélanger tous les fruits/légumes que vous avez sous la main. Et des herbes comme de la menthe ou du basilic. Mais ne rajoutez pas de sucre ! Coupez tous vos ingrédients en morceaux pour pouvoir les faire passer dans une bouteille d'eau. Laissez le tout infuser pendant une heure minimum (à l'air ambiant ou dans le réfrigérateur). Buvez directement dans la bouteille ou versez dans un verre.

Les fruits détox pour un corps sain

Certains fruits sont plus détox que d'autres grâce à leur apport en eau et en minéraux. En voici cinq... très détox :

- **Ananas** : contient de l'eau, riche en vitamine A et potassium. La valeur énergétique est de 45 kcal. Il facilite la digestion.
- **Avocat** : très riche en potassium, antioxydant et a un effet positif sur le cholestérol.
- **Citron** : gorgé en vitamines (C et A) et en oligo-éléments (calcium, potassium, phosphore). Apprécié pour ses propriétés antiseptiques, antioxydantes.
- **Kiwi** : contient beaucoup de potassium, de vitamine C et de fibres. Un excellent antioxydant.
- **Pomme** : débordante de pectine qui régularise le cholestérol et possède des vertus antioxydantes.

2. Quelques activités physiques pour le tonus

Vous avez commencé un régime vitaminé et détoxifiant ? Attaquons-nous à présent au sport. Le corps a besoin de bouger pour se sentir en forme. Les exercices raffermiront vos muscles. Si vous avez choisi une robe bustier, c'est pour vous !

Pour les sportives

Si vous êtes du genre à faire du sport au moins plusieurs fois par semaine, c'est super ! Mais avec la préparation des noces, vous êtes tentée de diminuer vos visites à la salle de gym ? N'abandonnez surtout pas votre routine sportive ! Planifiez différemment vos séances et maintenez vos exercices deux à trois fois par semaine pendant une heure max. Si vous n'avez vraiment plus le temps, faites 30 minutes de marche quotidienne (en allant au travail, en rentrant, etc.) et ajoutez 20 minutes de musculation trois fois par semaine en regardant votre série préférée.

Le sport oui ... mais pas trop !

Inutile de faire comme les pros. Ce n'est pas en vous surentraînant que vous allez être en forme. Pire, vous serez épuisée à l'approche du jour du mariage. Continuez vos exercices habituels, sans trop forcer la dose. Laissez votre corps respirer un peu.

Restez régulière. L'idée est de gagner en énergie, pas d'en perdre. Privilégiez la marche, la natation, le footing à l'extérieur, et la corde à sauter.

Le sport ... c'est quoi déjà ?

Certaines n'ont pas le temps pour faire du sport. Voire détestent ça. Pourtant, vous n'imaginez pas les bienfaits et les bénéfices que vous pouvez en tirer ! Commencez en douceur avec un régime détox, plein de fruits, de légumes et d'eau. Une fois redynamisée, adoptez une mini-routine sportive. Tout d'abord, faites de la marche autant que vous le pouvez. Si le temps vous manque, bougez votre corps là où vous vous trouvez (au travail, affalée dans le canapé, dans le lit). Au bureau, prenez l'escalier. À la maison, faites des aller-retour si vous avez des escaliers pendant 10 minutes (en dévalant les marches une par une, deux par deux, en joignant les pieds). Faites de la corde à sauter (c'est un exercice complet) pendant 5 à 15 minutes. Pour plus de fun, vous pouvez danser sur une musique qui vous déchaîne !

3. Des massages pour le bien-être du corps

La massothérapie possède des bienfaits relaxants et tonifiants. Que vous soyez stressée ou fatiguée, accordez-vous quelques minutes de massage à la maison ou dans un salon. N'oubliez pas d'ajouter une séance à votre agenda, trois ou quatre jours avant le mariage.

Pour se faire du bien

Voici quelques types de massage pour se détendre et/ou s'énergiser :
- Le massage shiatsu rétablit l'équilibre énergétique.
- La réflexologie agit sur la tête, les mains, les pieds et le visage.
- Les techniques thaï, ayurvédique, cachemirien et californien constituent des massages complets qui durent entre 45 minutes et 2 heures. Ils équilibrent le flux de l'énergie, éliminent les tensions et éveillent les sens.
- Les massages de type oriental, balinais, coréen ou suédois sont à préférer pour une séance plus... dynamisante.

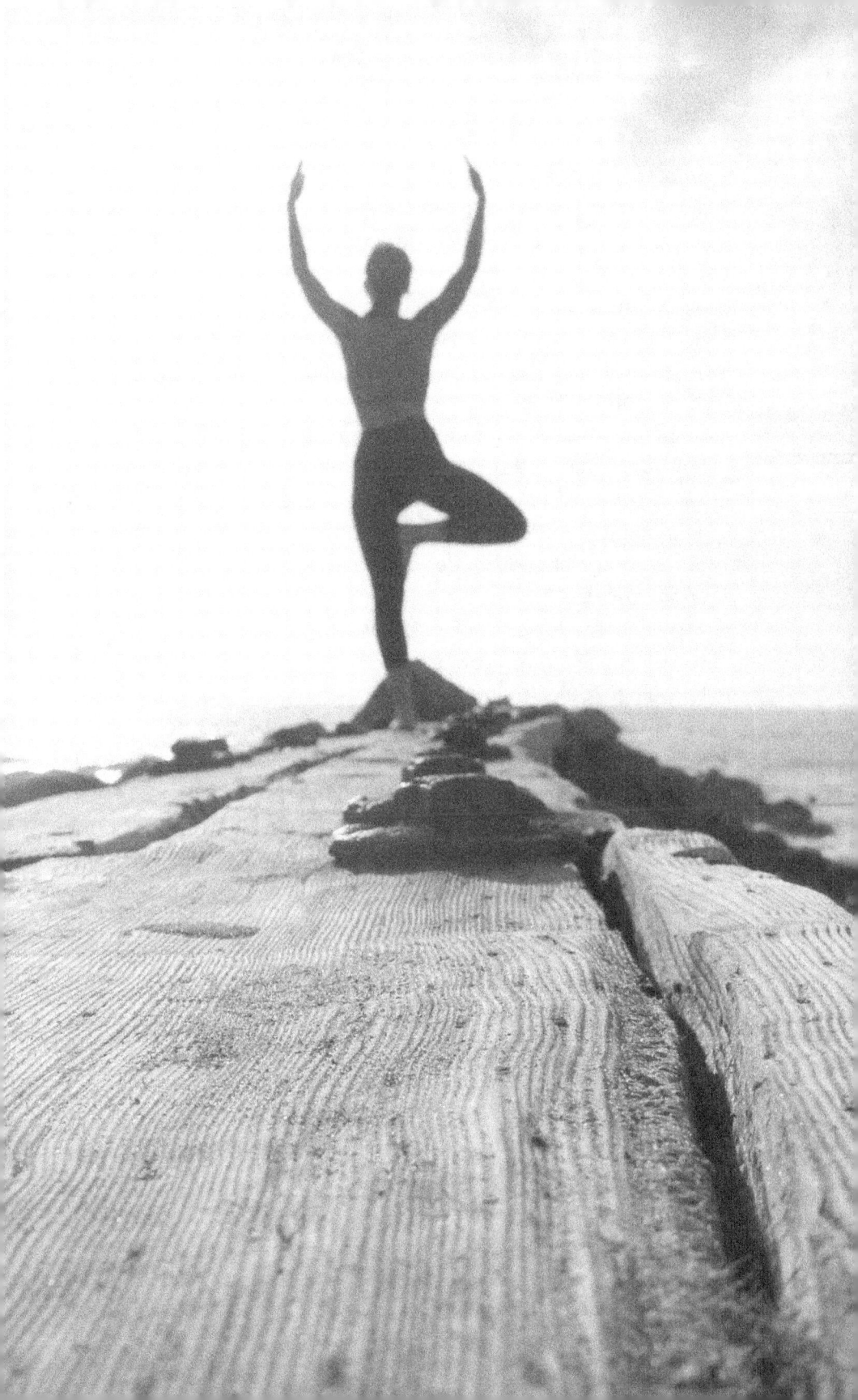

Pour redonner de l'élasticité à la peau

Peau flagada ? Les endroits les plus atteints sont souvent les cuisses, les fessiers et le ventre. Tout devient lâche (la génétique, l'âge, la sédentarité...). Sans compter cette satanée cellulite (soupirs) qui s'invite surtout sur les cuisses et les fesses.

Pour en venir à bout, on mise sur le palper-rouler. Cette technique permet d'éliminer les graisses sous-cutanées (cellulite). Plusieurs options s'offrent à nous :

- **Le palper-rouler façon haute technologie** avec le Cellu M6® ou le Icoone® (en institut). 15 séances minimum. Efficace, mais cher sur la durée. Personnellement, je trouve le Icoone® plus efficace et moins douloureux. Si vous le pouvez, testez chaque appareil durant une séance avant de vous engager avec un forfait.
  En savoir plus :
  www.endermologie.com/fr (Cellu M6®)
  www.icoone.com/fr/ (Icoone®)

- **Le palper-rouler manuel :** votre esthéticienne attrape fermement votre peau à deux mains, et la roule, comme pour pétrir... de la pâte (vision de rêve n'est-ce pas ?) ! Au début, je ne vous le cache pas, ça fait mal ! 15 séances minimum. Efficace, mais cher sur la durée.

- **Le palper-rouler maison avec une ventouse** (ou deux pour aller plus vite) comme la CelluBlue ou la Cellu-cup. C'est l'option idéale pour celles qui sont rigoureuses (pas comme moi) et qui n'oublient pas de faire leur séance quotidienne. Chaque ventouse est vendue avec un programme très complet. Économique (20 euros environ). Efficace à condition de pratiquer ces mouvements pendant 5 à 10 minutes tous les jours !

Où les trouver :
www.cellublue.com/fr
www.cellu-cup.com

*****

À toutes celles qui préfèrent le canapé au tapis de course, je dois vous faire une confidence. Plus jeune, j'étais la reine des... podiums ? Non, plutôt la majesté incontestée des dispenses en cours d'EPS ! Sur mes bulletins, il arrivait même que le prof de sport inscrive en lettres capitales : FANTOMATIQUE.

J'avais pour habitude de dire que je n'aimais pas le sport et que le sport ne m'aimait pas non plus ! Arrivée à la trentaine, une amie m'a convaincue de tester une activité inconnue au bataillon en France : le cricket.

*Au bout de quelques entraînements (une fois par semaine), je trouvais ça totalement incroyable : le jeu, les coachs et les joueurs (**Andy German, Andrew, James, Jéremmy, Julien, Jonathan et Jérémy**), l'ambiance, l'esprit d'équipe, mes coéquipières **Les Duchesses**, les matchs, les tournois...*

Enfin un sport qui me ressemblait, où j'avais l'impression d'avoir certains atouts, et où le plaisir était plus fort que ma flemme légendaire. Je venais de comprendre (il ne faut jamais dire jamais !) que le sport pouvait me rendre heureuse, me faire du bien, et me donner l'opportunité de rencontrer des gens formidables. Le cricket était en train de changer ma vie. Résultat : 6 mois plus tard, j'intégrais l'Équipe de France de cricket ! Moralité, tout est possible même pour la moins sportive d'entre nous. Prenez le temps d'essayer des choses, des activités qui vous amusent, vous libèrent, vous dopent, c'est ça le secret !

Pour en savoir plus sur mon club de cricket à Nantes :
www.nantes-cricket.com (si vous êtes nantaise, venez !)

Plus d'infos sur le cricket en France :
www.francecricket.com

*****

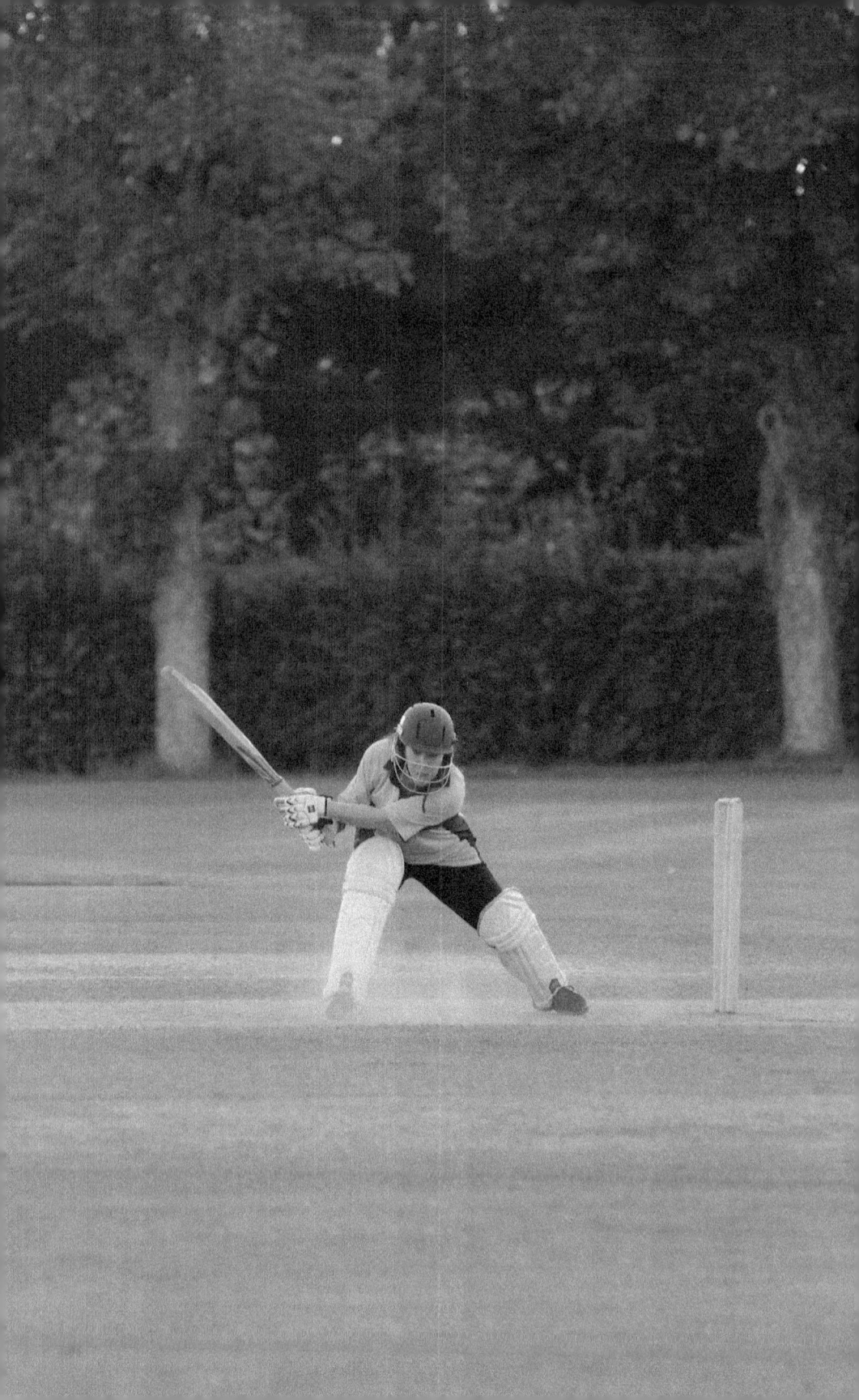

Remise en forme avant le mariage : les erreurs à ne pas commettre !

À quelques semaines du wedding, le reflet dans votre miroir s'est transformé en cauchemar quotidien. Votre silhouette vous désespère... et vous songez très sérieusement à vous remettre en forme. Mais les tentations sont partout ! Ne soyez pas trop sévère avec vous-même. Faites attention à vous et à votre santé sans vous culpabiliser du matin au soir.

Petits-fours et frustration

Vous êtes à une soirée entre copines. Vous glissez un œil vers la table du buffet. Vision d'horreur, tous vos amuse-bouches préférés sont là à vous tendre les bras ! Le problème ? Vous comptabilisez des centaines de calories par bouchée. Alors on fait quoi ? On se jette sur les petits-fours en se disant qu'on se mettra à la diète demain ? Ou demande-t-on à son amie chérie un bol de carottes râpées sans vinaigrette ?

· **L'astuce** ·

Je vous conseille de prendre une assiette (aux dimensions raisonnables !) et de la remplir avec ce qui vous fait plaisir. Et maintenant, vous vous éloignez de la table ! Il n'est pas nécessaire de sauter le dessert ou votre fromage préféré, tant que vous limitez vos portions.

Cocktails explosifs

Bières, cocktails, sodas... fêter de bonnes nouvelles comme l'annonce d'un mariage peut sacrément déranger l'équilibre de notre régime alimentaire.

Le saviez-vous ? Certaines boissons alcoolisées contiennent autant de calories qu'un repas entier ! À titre d'exemple, un Long Island Iced Tea peut avoisiner, tout comme la Margarita ou la Pina Colada, 200 voire 350 calories par verre !

. . . . **L'astuce** . . . .

N'oubliez pas de boire de l'eau entre chaque verre d'alcool pour éviter à la fois l'enchaînement des coupettes et une trop forte déshydratation (pensez au mal de tête du petit matin).

Le manque de sommeil

Lorsque la nuit se fait (trop) courte, la journée qui suit à des airs plutôt...zombiesques, vous ne trouvez pas ? Pire encore, vous ressentez des symptômes d'irritabilité, des crampes, des envies de grignotage. C'est dans ces moments de faiblesse que vous êtes la plus susceptible de manger des aliments mauvais pour votre ligne et votre santé.

. . . . **L'astuce** . . . .

Le premier objectif ici est de dormir. Évidemment c'est plus facile à dire qu'à faire ! À titre d'indication, une femme, entre 20 et 40 ans, devrait dormir environ 7 à 8 heures par nuit. Pour vous assurer un bon roupillon, préparez psychologiquement votre corps à l'endormissement. Une demi-heure avant de vous coucher, créez un environnement calme et paisible en portant des vêtements confortables ; tamisez les lumières, buvez une tisane au tilleul et écoutez de la musique relaxante.

Le saviez-vous ? Selon une étude du docteur David Lewis-Hodgson de la société Mindlab International, le morceau « le plus relaxant du monde » serait *Weightless*, du groupe Marconi Union. À tester (je confirme que ça fonctionne plutôt bien sur moi) !

Se lancer dans un régime de star (noooooooon!)

Vous souhaitez perdre quelques kilos avec le dernier-né des régimes de stars à base d'ananas ou de protéines sans aucun légume ? Abandonner certains groupes alimentaires est néfaste pour votre santé. En effet, votre corps peut vite se retrouver privé des nutriments nécessaires pour son énergie. Résultats possibles : éruptions cutanées, perte de cheveux, sautes d'humeur, malaises...

.... **L'astuce** ....

Prenez soin d'avoir une alimentation équilibrée avec des portions raisonnables. Mangez de tout sans exception, mais avec modération. Et si vous souhaitez véritablement perdre du poids, faites-vous accompagner par un médecin-nutritionniste.

Du sport... à l'excès

Oui, l'exercice est essentiel pour perdre du gras et se maintenir en forme. Mais trop d'activités chaque jour (jusqu'à l'épuisement) peuvent rendre votre corps fragile et plus vulnérable aux blessures. Et une blessure peut provoquer une armée entière de problèmes : de la douleur chronique à la déprime.

L'astuce : faites un entraînement trois à quatre fois par semaine pendant au moins 30 minutes (jusqu'à une heure environ). Si vous n'avez pas fait de sport depuis un bon moment ou que vous êtes débutante, ne poussez pas trop fort — il est important que votre cœur se réhabitue à l'effort. Assurez-vous de laisser passer un ou deux jours entre chaque séance pour reposer vos muscles.

On se remet en forme... doucement mais sûrement !

Avec tous les préparatifs de votre mariage, votre mode de vie est complètement bouleversé. Vous mangez tout et n'importe quoi. Vous ne dormez presque plus. Et vous vous sentez régulièrement fatiguée. Stooooooop ! Il est l'heure de vous remettre en forme car le grand jour n'est plus très loin. Découvrez mes conseils incontournables pour avoir un corps plus tonique et une silhouette au top.

Privilégiez les aliments sains !

Comme vous n'avez plus le temps de manger, vous profitez des aliments tout prêts comme — au hasard, junk food, chips et/ou gâteaux. On ne va pas se mentir, la malbouffe 7j/7 n'est pas notre meilleure alliée. Pour vous sentir bien, préférez une alimentation riche en protéines et des féculents avec un index glycémique (IG) bas pour une meilleure assimilation des sucres dans votre organisme : pain et riz complet, patate douce, légumineuse. Mangez des fruits et des légumes. Même ligne de conduite pour le goûter (oui, il faut le conserver dans votre routine !). Vous pouvez, choisir une pomme et un laitage, ou deux tartines de pain complet avec de la purée d'amandes complètes par exemple. Si vous réussissez à trouver VOTRE en-cas healthy pour dire bye bye au *Nutella*, c'est gagné !

Préférez l'eau au jus de fruit

N'oubliez pas de boire pendant la journée (8 verres environ par jour). Et pour avoir un corps plus tonique, essayez de privilégier l'eau aux jus de fruits. Si comme moi, vous adorez les sodas, misez sur les eaux pétillantes aromatisées (je suis fan du Perrier citron, sans sucre et sans sodium). Quant à l'alcool, attention ! Facture calorique très élevée et bonjour le bidon tout gonflé au petit matin. Avec grande modération donc.

Marchez doucement

Pour retrouver un corps plus tonique le jour de votre mariage, la marche est une activité indispensable. C'est une excellente manière d'avoir une silhouette ferme et en bonne santé. En plus, cela vous permettra de vous aérer et de vous déstresser en même temps. Je vous conseille de marcher une quinzaine de minutes par jour au minimum. Profitez de quelques escaliers (sur la pointe des pieds si vous avez le courage) pour muscler vos jambes et fessiers. Si vous êtes une geekette (accro aux derniers gadgets technos), utilisez un podomètre (ou celui d'une appli sur votre smartphone ou montre connectée) pour évaluer le nombre de vos pas au quotidien.

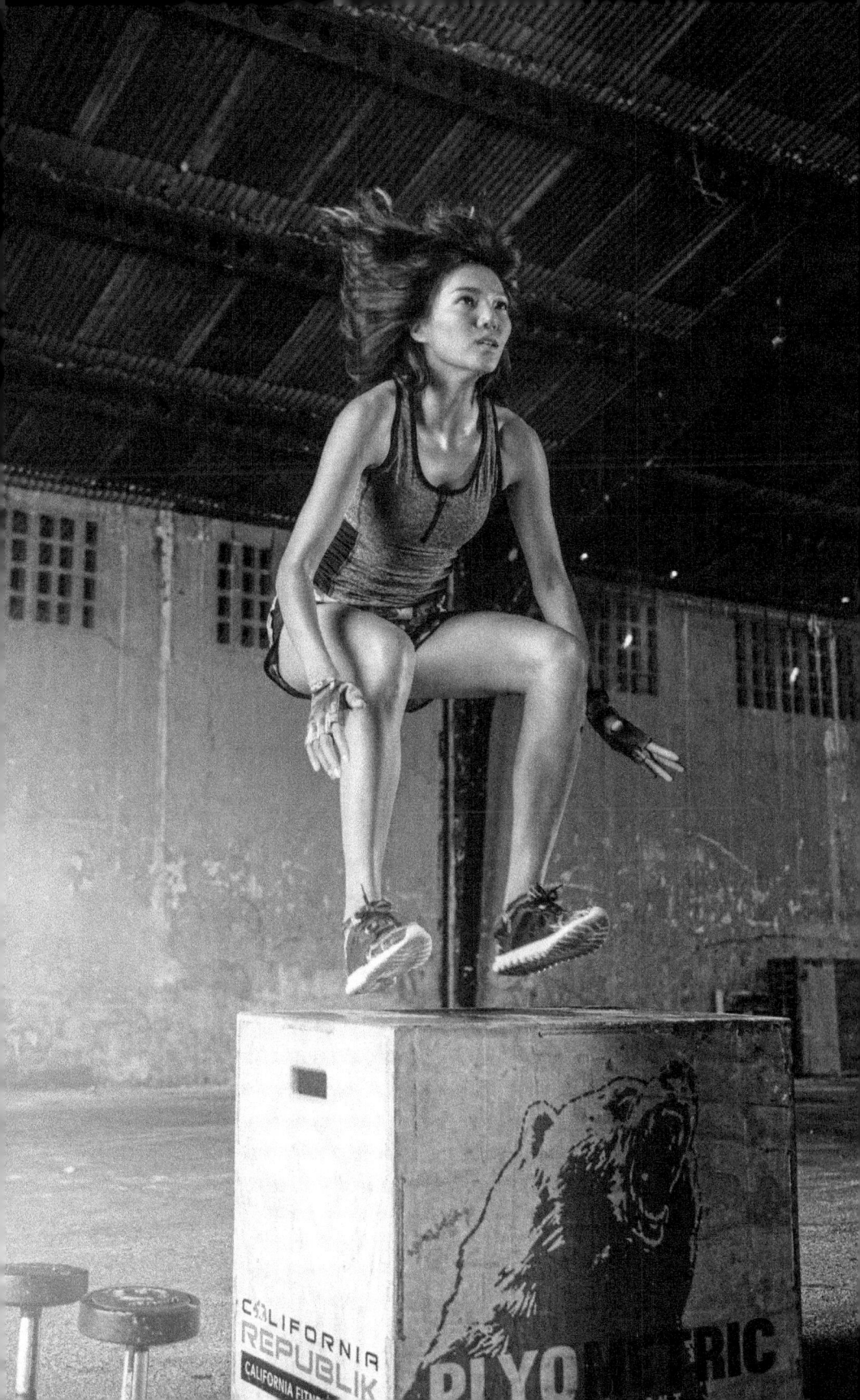

Initiez-vous au cardio

Pour brûler les calories, vive le cardio ! Pour commencer, effectuez un trajet à pied ou à vélo pendant 15 à 30 minutes pendant deux semaines. Alternez allure rapide et lente.

.... **Mon conseil** ....

Si vous n'avez pas pratiqué de sport depuis longtemps, prenez rendez-vous avec votre médecin au préalable. Il pourra vous proposer un programme de reprise personnalisé en fonction de vos capacités et de votre santé.

Essayez de dormir plus

Je le répète mais le sommeil est indispensable pour retrouver la forme. C'est vrai que vous êtes en période de préparation pour que le jour J soit parfait mais vous aussi, vous devez être en pleine santé. Essayez tout simplement de lever le pied sur la TV ou la tablette avant de vous coucher, et de préférer, par exemple, une tisane relaxante et un bon livre (celui-ci, non ?) !

Adoptez le petit-déjeuner « *healthy* » pour faire le *plein de vitamines!*

On craque toutes pour le Smoothie Bowl ! Un petit-déj haut en couleur et fruité pour bien commencer sa journée. Son histoire a débuté sur les réseaux sociaux Instagram et Pinterest où les recettes ont pris la pose comme de véritables œuvres d'art. Mix de fruits frais de saison, de graines et de smoothie glacé, cette nouvelle tendance ne se boit pas mais se mange avec une cuillère dans un bol. Vous voulez goûter ?

Principe du Smoothie Bowl

Comment résister à ces photos gourmandes de bols colorés ? Synonyme de vitamines et d'énergie, le smoothie bowl commence à se faire une petite place dans notre quotidien pour faire le plein de vitalité. Avec la préparation du grand jour, le stress s'immisce peu à peu et il devient difficile de faire attention à ce que l'on mange ! Bonne alternative au classique bol de muesli, le smoothie bowl est très facile à préparer. Sa recette de base est en fait un smoothie frais obtenu à partir de fruits mixés avec du yaourt ou du lait à tendance végétale (soja, amande ou riz). Puis on ajoute les *toppings* (garnitures) qui peuvent être au choix des morceaux de fruits de saison, du granola, des graines de chia ou de courge ou de sésame pour un effet croquant. Avec ce petit-déjeuner *healthy* (sain), tout est permis ! Framboise, mangue, orange, cerise ou pêche, les fruits sont les ingrédients phares du smoothie bowl. Et son secret réside bien sûr dans sa valeur nutritive très élevée en vitamines, oligo-éléments, fibres et antioxydants. Rien de mieux pour bien attaquer la journée !

Quelques idées gourmandes et vitaminées

Les recettes suivantes vous aideront certainement à tenir jusqu'au déjeuner sans risque de fringale.

- **Pour une ambiance tropicale au petit-déjeuner,** mixez de la pêche, de la banane, de la mangue et du jus d'orange pour le smoothie et ajoutez de la grenade, des fruits de la passion, des baies de goji et de la noix de coco râpée pour le topping.
- **Pour un bowl coloré riche en nutriments,** mélangez du lait de coco, de l'extrait de vanille, des bananes et des graines de chia pour le smoothie et un granola de quinoa et sésame, quelques tranches de mangue, des éclats de chocolat pour le *topping*. Apportez une touche de vert à votre bowl en utilisant de l'épinard, du kale, de l'avocat, des bananes et du lait pour le smoothie, du granola, des fruits rouges et des graines de courge pour le *topping*. **Et maintenant, dégustez !**

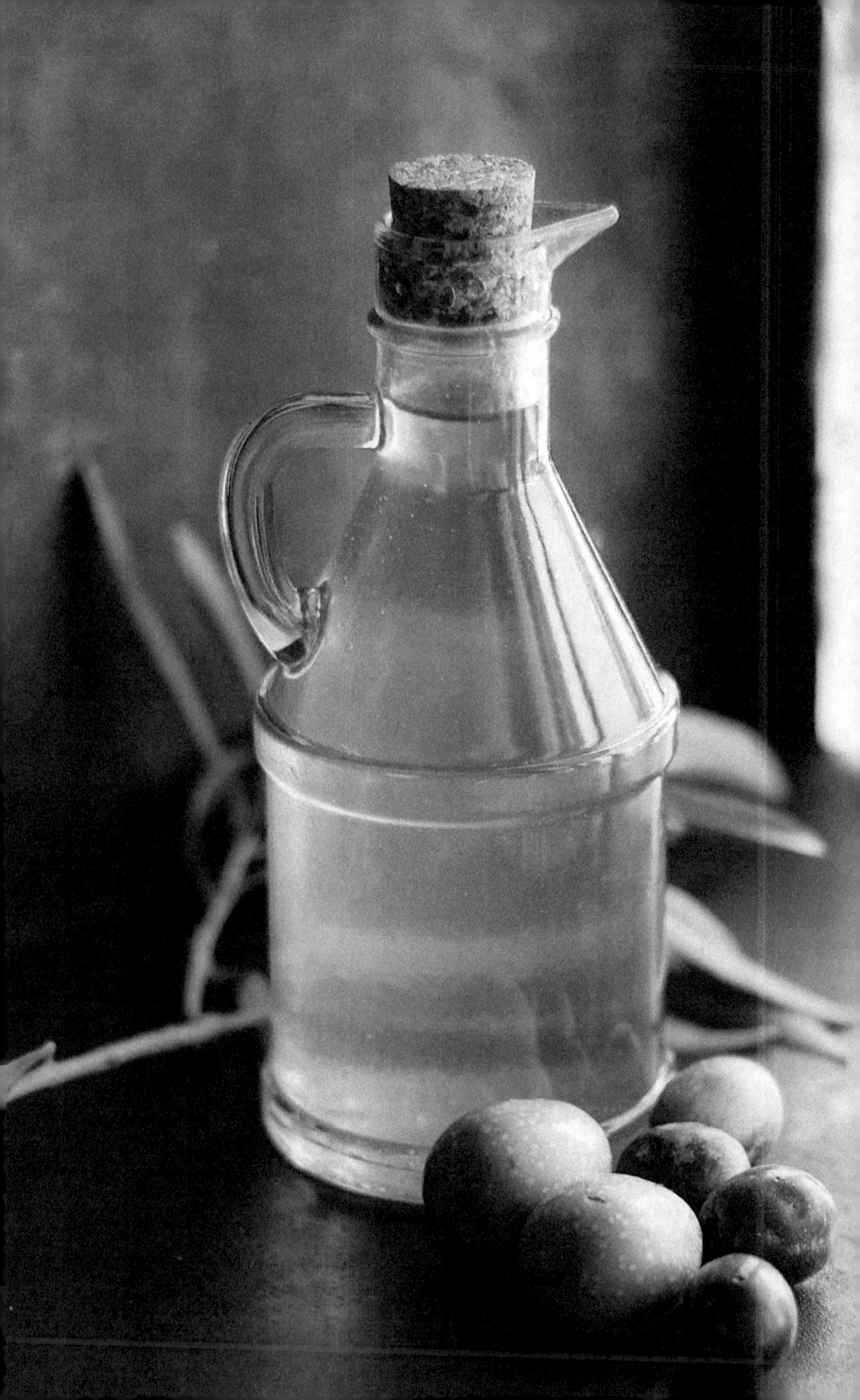

L'huile dans tous ses états !

À quelques mois du jour de mariage, les huiles ont toute leur place dans nos soins et nos aliments pour se sentir bien le jour J ! Une belle peau douce et nourrie à l'extérieur comme à l'intérieur, des muscles détendus grâce à la massothérapie... Découvrez ici l'huile sous toutes ses formes !

Quelle huile pour mon corps ?

Lorsque vous utilisez une huile végétale pour la première fois, lisez toujours les précautions d'usage. Faites un test dans le creux du bras 24 h avant de vous tartiner l'intégralité du corps ! N'hésitez pas à demander conseil à votre pharmacien. Attention, les huiles essentielles s'emploient rarement pures. N'oubliez pas de les mélanger à de l'huile végétale, avant toute application. Quelques gouttes suffisent (bien lire la notice).

Massage aux huiles pour un corps de rêve !

Si vous êtes addict à l'huile corporelle (comme moi), vous vous trouvez au bon endroit. Vous recherchez la détente, la sensualité, la douceur ? C'est simple ! Misez sur le bien-être et le soin du corps grâce à la massothérapie (massage). Il ne vous reste plus qu'à choisir l'huile en fonction de votre envie, besoin, humeur...

Peau au top

Envie d'avoir une peau ferme et tonique ? Choisissez les huiles végétales d'amande, de pépins de raisin et de coco.

Détente et relaxation

Pour un massage relaxant et antistress, les huiles essentielles* de lavandin, néroli, ravintsara et camomille sont célèbres pour leurs bienfaits apaisants. Mélangez-en quelques gouttes à une huile végétale type olive, noix, chanvre...

Sensualité

Véritable élixir du plaisir en couple, l'huile d'argan est toute recommandée ! En effet, l'aromathérapie aide à booster la libido ! Les huiles essentielles de calendula, de santal, de verveine citronnée, de néroli et de l'ylang-ylang stimulent la sensualité et apportent de l'euphorie. Mélangez-les plutôt avec de l'huile de pépins de raisin tout en respectant le dosage (35 gouttes d'huile essentielle au total + 60 ml d'huile végétale).

Huiles minceur

Quelques kilos en trop ou de la peau d'orange visible ? Les huiles de pamplemousse, citron, genévrier, mandarine, romarin camphré, macadamia, bergamote et bois de rose ont une action désinfiltrante et drainante. À utiliser avec une huile végétale neutre, type pépins de raisin.

ATTENTION : il ne faut jamais appliquer directement une huile essentielle pure sur la peau (sauf exception). Veillez toujours à mélanger une huile essentielle avec un peu d'huile végétale selon les dosages préconisés.

Les huiles alimentaires pour mon repas !

Et si on mangeait du bon gras pour une fois (et je ne parle pas d'huile de friture) ? Oui, oui, oui, c'est possible et primordial pour votre santé ! Pour cela, il faut avoir une alimentation équilibrée et savoir bien choisir les huiles alimentaires idéales pour préparer ses repas. Ne les utilisez pas pour la cuisson (sauf les huiles d'olive, de coco et de colza) afin de conserver toutes leurs propriétés intactes.

L'huile d'avocat

Elle a de nombreux bienfaits pour l'organisme. Riche en protéines et en vitamines, l'huile d'avocat est reconnue pour son action protectrice pour la peau. Utilisée en cuisine, elle a une propriété bénéfique pour la santé digestive. Sa teneur en acides gras monosaturés limite l'absorption du mauvais cholestérol au niveau de l'intestin. Évitez de la faire chauffer pour préserver ses vertus.

L'huile de noisette

Très riche en acides gras insaturés, l'huile de noisette est idéale pour le cœur et possède des propriétés antioxydantes permettant de réduire le mauvais cholestérol. Contenant des nutriments et des vitamines nécessaires à la santé telles que les vitamines B1, B5, B6, B9 (folate), E, fer, magnésium, zinc…, elle protège efficacement contre les radicaux libres. Évitez de la faire chauffer pour préserver ses vertus.

L'huile d'olive

Très plébiscitée, l'huile d'olive extra-vierge agit efficacement contre les problèmes cardio-vasculaires. Elle est excellente pour le cœur et élimine le mauvais cholestérol. À utiliser crue ou cuite.

L'huile de graines de chanvre

Pour celles qui aiment les salades et les légumes en crudités, l'huile de graine de chanvre a une texture légère et parfumée. Elle contient des acides gras oméga 3. Évitez de la faire chauffer pour préserver ses vertus.

L'huile de lin

Riche en acides gras oméga 3 ALA (alpha linoléique), nécessaires pour la santé du corps, elle réduit le taux du cholestérol LDL. L'huile de lin est aussi connue pour son action régulatrice hormonale. Évitez de la faire chauffer pour préserver ses vertus.

*Pour en savoir plus sur les huiles essentielles, je vous recommande l'ouvrage de référence **Ma Bible des Huiles Essentielles**, de Danièle Festy aux éditions LEDUC. S.*

Je cuisine mon corps
aux petits oignons

Direction le réfrigérateur pour vous concocter des mixtures naturelles spéciales super body. Suivez les recettes !

Un décolleté parfait pour le bustier

Le mélange de yaourt et de jus de citron étalé sur la poitrine et le buste fait office de crème raffermissante. Après un bon massage avec cette crème, laissez poser pendant 15 minutes et rincez à l'eau froide.

Exit la cellulite

Faites une lotion de vinaigre de cidre et d'huile d'olive. Effectuez des massages circulaires sur les zones concernées. Vous pouvez également mixer l'équivalent d'une tasse de café à de l'huile d'amande douce, le tout parsemé de quelques gouttes d'huile essentielle de citron (à utiliser uniquement sur le corps !). Toujours pour l'usage externe, mélangez du marc de café et de l'huile d'olive. Autre option, une dose de sel et une dose égale d'huile de votre choix (olive, colza, pépins de raisin, jojoba...).

Des mains et des pieds bien hydratés

C'est le moment de faire profiter vos extrémités d'une bonne dose d'hydratation. Versez de la farine de maïs dans un bol, ajoutez de la glycérine et du jus de citron. Appliquez ce mélange sur vos mains et vos pieds, puis massez.

Les pieds qui transpirent ?

Vous pouvez accomplir ce rituel tous les jours. Pendant 10 minutes, immergez vos pieds dans l'eau chaude avec du vinaigre de cidre et du gros sel. La transpiration diminue et ça soulage aussi les pieds d'une dure

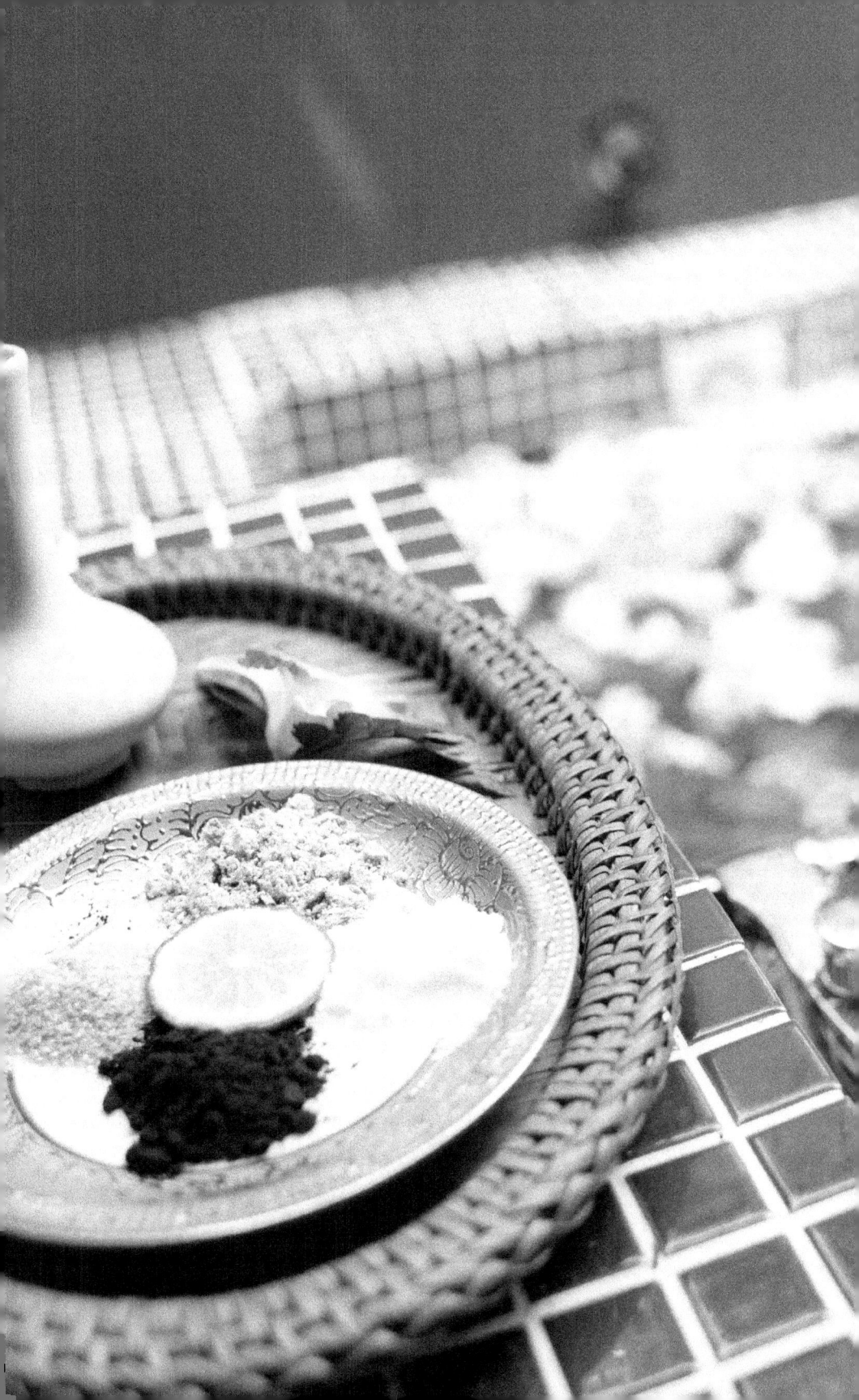

journée. On peut utiliser également du thé noir. 4 sachets de thé noir pour 1L d'eau. Ce n'est pas une infusion, il faut laisser le thé bouillir dans l'eau pendant une dizaine de minutes. Ensuite, procédez au bain de pieds.

Perdez des fesses, gagnez des seins !

Poitrine raplapla, fesses qui bloblotent ? Je vous donne les formules magiques pour faire fondre le bas et gonfler le haut.

Vue d'en haut

Nos seins pèsent entre 300g et 1kg : une inégalité de taille que vous aviez déjà remarquée ! En dehors du muscle peaucier du cou, un muscle superficiel qui soutient tant bien que mal la glande mammaire, nos seins ne sont naturellement pas bien fixés au thorax... Il faut donc solliciter en permanence ce muscle « soutien-gorge naturel », qui part de la base des seins et va jusqu'au menton, pour éviter le pire : des seins qui tombent !

B.A. BA

- Faites du sport : le dos crawlé, la brasse ou l'aquagym sont excellents pour entretenir et raffermir le buste.
- Nourrissez votre peau : l'application d'une crème hydratante matin et soir tonifie les tissus adipeux du décolleté. C'est le geste indispensable pour éviter les vergetures.
- Jetez-vous à l'eau ! Essayez de terminer votre douche en aspergeant vos seins d'un jet d'eau froide : cela active la circulation sanguine et tonifie les tissus de votre poitrine.
- Réfrigérez vos crèmes : pour décupler l'action de votre soin tenseur du buste, placez-le au réfrigérateur, entre les tomates et les yaourts... Plus c'est frais, mieux c'est !

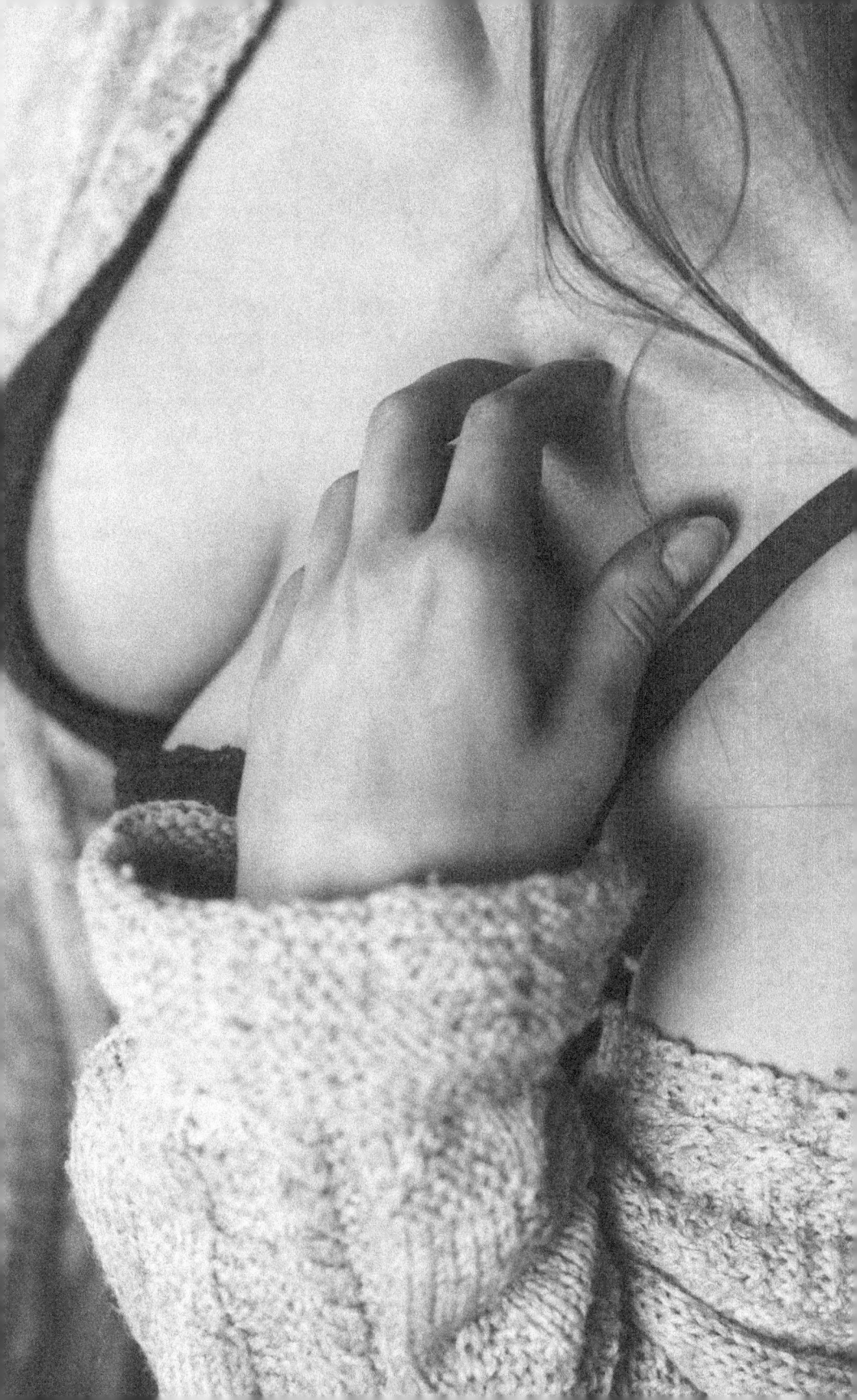

- Offrez-vous la lingerie adéquate : le choix du soutien-gorge est très important. Trop petit, il abîme les seins en les comprimant. Trop grand, il n'assure pas un bon maintien de la poitrine. Veillez aussi à choisir la bonne forme. Les balconnets par exemple conviennent mieux aux petites poitrines qu'aux gros seins.
- Faites des grimaces : tenez-vous droite et articulez en exagérant « X - O » quinze fois de suite. Cet exercice sollicite le muscle peaucier qui soutient les seins et, s'il est réalisé régulièrement, leur assure une bonne tenue. À pratiquer sans retenue !

On triche

Pour un décolleté canon, misez de préférence sur les « push-up » ou soutien-gorge ampliformes (chez Wonderbra par exemple). Par ailleurs, si vous n'osez pas porter de robes dos-nu sans soutien-gorge, testez les soutiens adhésifs et/ou coques en silicone (disponibles chez www.asos.fr).

* **À éviter** * Les régimes draconiens. Ils font immanquablement maigrir la poitrine.

.... **Mon conseil de geekette** ....

Rien ne vaut l'eau fraîche pour obtenir un buste ferme et tonique ! Si la perspective du jet d'eau glacée vous fait grelotter, optez pour un appareil d'hydrothérapie. Branché sur le robinet d'eau (froide), il dirige le jet sur le sein. Trois à quatre séances par semaine, quelques minutes par sein, suffisent à raffermir la poitrine. Mon appareil préféré est celui de Clarins et son Model'Bust (110 euros environ). `
Plus d'infos sur la boutique www.clarins.fr

Vue d'en bas

Pas de bol, chez nous les femmes, les graisses adorent se loger dans les fesses ! Une fois qu'elles sont installées, difficiles de les faire partir… Et si, en plus, les muscles sont aux abonnés absents (comme c'est souvent le cas sur cette zone !) vous avez toutes les (mal) chances de gagner des fesses ramollos. Cependant, quelques changements dans votre hygiène de vie, accompagnés de soins ciblés quotidiens, leur permettront peu à peu de retrouver fermeté et tonicité.

B.A. BA

- Bougez-vous ! Pour des fesses rebondies et fermes, misez sur le roller, la natation, le step et le vélo.
- Désincrustez. Un bon gommage permet d'éliminer les cellules mortes et ainsi d'amplifier les effets des soins raffermissants et amincissants. Vous retrouverez, en plus, vos fesses de bébé !
- Appliquez une crème minceur ou fermeté, avant de vous coucher. Le produit agira toute la nuit. Massez-vous délicatement en effectuant des mouvements circulaires doux, très doux.
- Hydratez votre épiderme. Chaque jour, enduisez-vous d'huile ou de crème pour éliminer les rugosités. Si vous avez des petits boutons, je vous recommande la lotion exfoliante pour... hommes (!) Ingrow Go® de Skin Doctors, un remède magique pour lutter contre les poils incarnés et les imperfections sur le popotin. Il suffit de quelques gouttes sur un coton et hop, on tamponne ! *Disponible chez Nocibé :* www.nocibe.fr, *26 euros environ.*
- Faites circuler. Dormez les pieds légèrement surélevés pour favoriser le retour veineux. Vous aurez les jambes légères dès votre réveil.
- Oubliez l'ascenseur ! Pour gagner en fermeté, grimpez systématiquement les marches des escaliers sur la pointe des pieds.
- Serrez les fesses ! Au bureau, dans la rue, à n'importe quel moment, contractez vos fessiers vingt fois de suite. C'est facile, peu contraignant et terriblement efficace.

On triche

Craquez pour les culottes et collants « remonte-fesses » ! Pas très sexy d'accord. Mais ils affinent remarquablement la silhouette. Préférez ceux qui à la fois remontent les fesses et aplatissent le ventre (Wonderbra, Wolford, Dim, H&M...). Quitte à bluffer, autant bluffer jusqu'au bout ! Vous perdez en tour de taille et gagnez des fesses arrogantes à souhait !

* À éviter *
- Les régimes sans activité physique... sinon, bonjour fesses flasques.
- Le bain chaud. Préférez la douche fraîche pour assurer un bon drainage.

·················· **Mon conseil de geekette** ··················

Voici une vraie arme pour lutter contre la culotte de cheval ! Le short Bottom de Slendertone (disponible dans les boutiques de fitness en ligne, 150 euros environ). Muni d'un jeu d'électrodes qui stimule la contraction des muscles (haut et bas des fesses), il vous fait travailler efficacement le popotin, sans aucun effort. Vous l'enfilez 30 minutes par jour et il s'occupe du reste (soit l'équivalent de 60 exercices fessiers). Dès quatre semaines, les résultats sont déjà visibles, les muscles se raffermissent, l'épiderme est tonifié, les fesses sont mieux galbées.

En savoir plus sur : www.slendertone.com

Black is so beautiful

Pourquoi les Blacks ont-elles cette cambrure de rêve ? « *C'est génétique !* » répond le Dr Sy-Bizet*, spécialiste de dermo-cosmétique des peaux noires. En effet, les femmes africaines naissent avec des dispositions physiologiques qui leur font cadeau de fesses naturellement fermes et rebondies. « *Ceci est lié à l'hyperlordose de la colonne vertébrale. De ce fait, la cambrure du bassin est très accentuée* » explique le Dr Kahdi Sy-Bizet. Autre atout, elles ont une musculature plus développée et une peau plus épaisse. Résultat, elles n'ont pas de problème de culotte de cheval. Enfin, les beautés noires apprécient particulièrement, pour leur corps, le beurre de karité, très hydratant et riche en vitamines.

** Dr Khadi Si-Bizet, auteur de **Le livre de la beauté noire**, paru chez YG Publishing.*

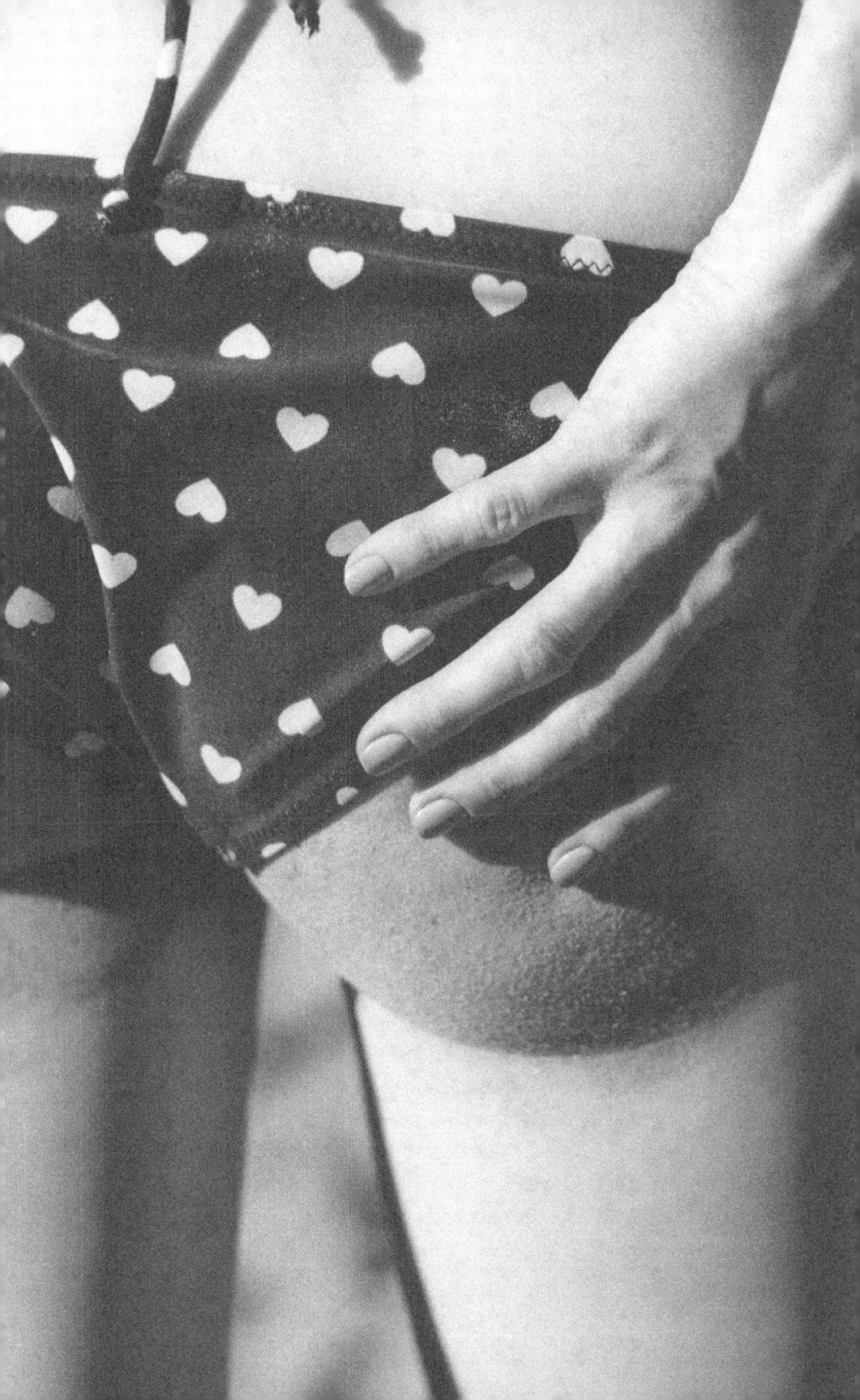

Et si on **craquait** pour les nouvelles **méthodes fitness** à faire **chez soi ?**

Vous en avez sans doute déjà entendu parler. La déferlante des guides pour se sculpter un corps tonique et joliment musclé n'est pas près de s'arrêter ! Sur Instagram, par exemple (où il existe des centaines de méthodes aujourd'hui !), c'est le programme minceur Top Body Challenge (TBC) avec ses hashtags #tbc, #topbody-challenge qui a le vent en poupe. Avec plusieurs dizaines de milliers d'adeptes, le guide TBC a été lancé par la Française Sonia Tlev devenue une star des réseaux sociaux auprès des femmes en quête d'un corps canon. Un programme efficace à réaliser en 12 semaines pour avoir une silhouette plus fine et plus tonique. De quoi nous motiver, quand le grand jour approche !

Le principe de la méthode Top Body Challenge

Les photos de transformation avant et après des femmes qui ont pratiqué le TBC sont tout simplement bluffantes. En quelques semaines, le ventre est presque plat, plus aucune cellulite ou presque, une silhouette au top, bref un corps dont on rêve ! Mais qui est Sonia Tlev ? Cette jeune femme est une coach sportive qui a initié un programme minceur en ligne — via des ebooks à télécharger et une appli sur l'App Store et Google Play — baptisé le Top Body Challenge. Le TBC (3 niveaux disponibles à ce jour) se compose d'exercices de musculation et de cardio-training à pratiquer pendant 12 semaines. Vous transpirez donc trois fois par semaine pendant 30 minutes grâce à des sessions de renforcement musculaire associées avec quelques séances de cardio. Tous les entraînements sont compilés, illustrés et expliqués sur les ebooks et l'application sur smartphone/tablette à disposition sur le site. Vous y trouverez également des guides nutrition.

TBC : « *devenez votre meilleure version* » (c'est Sonia Tlev qui le dit !)
Pourquoi ça marche ? En premier lieu, c'est un programme dédié à toutes les femmes, tout âge confondu et qui souhaitent obtenir un corps plus svelte en trois mois top chrono. Les débutantes (et pour celles qui reprennent le sport après une longue pause) iront vers le Top Body Challenge 1 (1-12 semaines), les plus aguerries vers le numéro 2 (13-24) et le 3 (25-36).
Le programme TBC séduit principalement par sa simplicité à tous niveaux. Il vous faut un tapis de yoga, une paire d'haltères, une corde à sauter, une tenue de sport confortable sans oublier l'ebook (consultable sur smartphone ou tablette, mais aussi imprimable à vos frais) et vous pouvez commencer vos exercices. Beaucoup de motivation mais peu d'investissement financier... voici la recette secrète !

Une méthode fitness à la portée de toutes

Ce programme a de nombreux avantages qui sauront vous séduire. Toutefois, je ne vais pas vous le cacher (car oui j'ai essayé !), 12 semaines d'exercices intensifs demandent une grande motivation et beaucoup de rigueur. Mais les résultats sont là !
Alors, tentée ?

······················   **Mon conseil**   ·······················
Prenez rendez-vous avec votre médecin pour faire un point sur votre état de santé avant de vous lancer.

Combien ça coûte : 39 euros chaque ebook.
Pour en savoir plus : http://www.soniatlev.fr
et son instagram @soniatlev

Des *épaules* et des **bras** *au top dans* ma **robe bustier**!

Vous vouliez plus que tout LA robe bustier. Et vous l'avez ! À quelques mois du *wedding*, vous commencez à céder à la panique... Vos bras manquent de fermeté ? Vos épaules sont un peu affaissées ? Voici trois mouvements simples à faire régulièrement, pour un buste sexy.

1. Extensions des triceps

Cet exercice est idéal pour toutes les flemmardes ou celles qui disent *« je n'ai pas le temps ! »* ou *« je n'ai pas le matériel nécessaire ! »* Si vous êtes assise à votre bureau ou si vous êtes dans votre salon devant votre série favorite, vous n'avez aucune excuse pour ne pas tester ces extensions de triceps.

.... **Mon exercice** ....

Debout ou assise, prenez entre vos mains un haltère de 2 kilos ou une bouteille bien vissée de 1,5 litre remplie d'eau (prise au centre et à la verticale). Ensuite, tout en serrant votre poids au niveau de la poitrine, montez les coudes jusqu'en haut de la tête (la bouteille/l'haltère se retrouve derrière vous) et revenez doucement à la position initiale, bouteille ou haltère face à vous. Faites trois séries de cinq mouvements.

2. Tractions des triceps

Si vous réussissez à faire trois séries de 10 pompes, deux à trois fois par semaine, je vous assure des résultats en 2 mois ! On a beau les détester, les pompes constituent l'exercice de musculation parfait pour tonifier des bras trop mous.

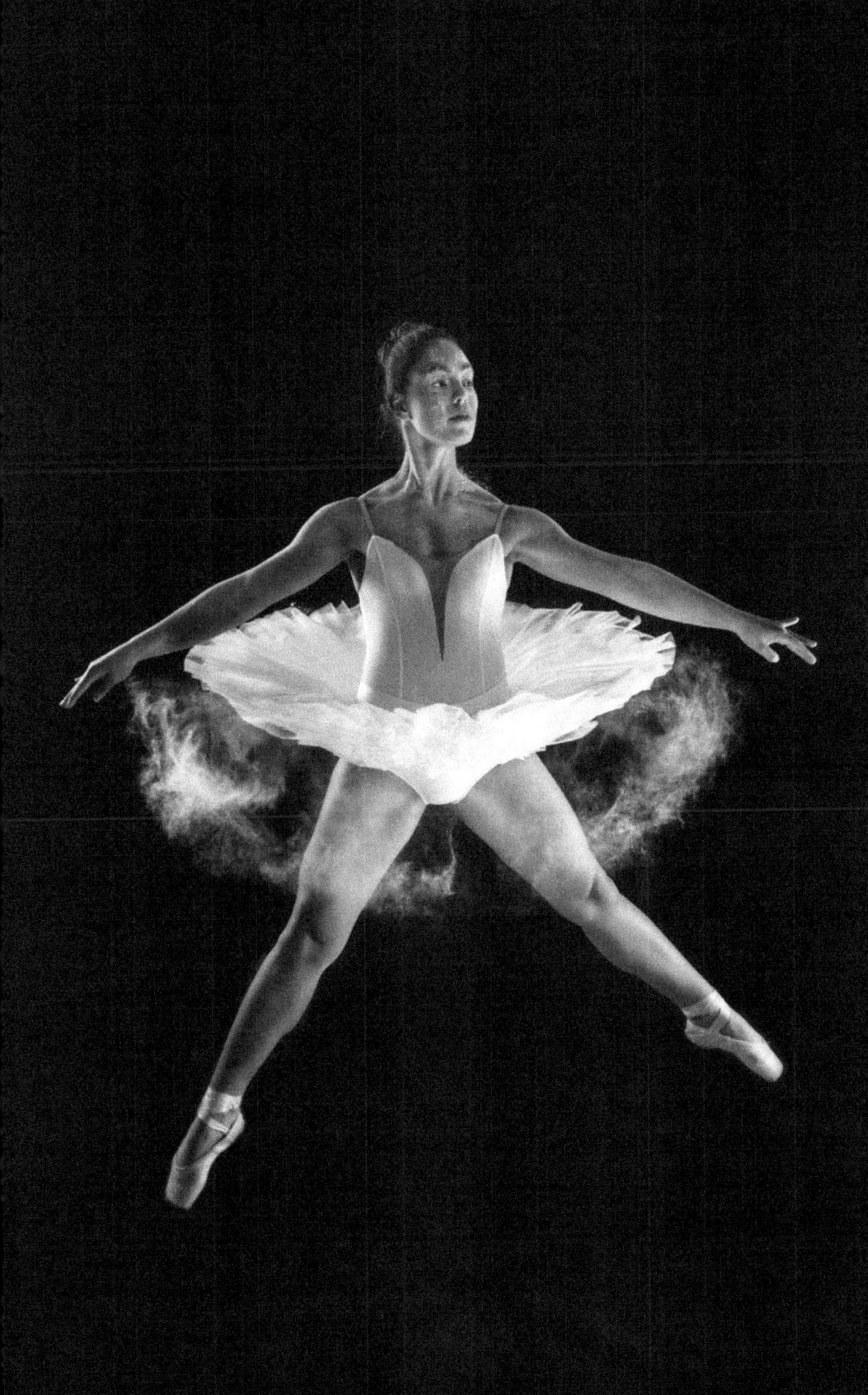

·················· **Mon exercice** ··················

Allongez-vous face contre terre comme une planche, bras repliés avec les mains positionnées sous vos épaules. L'objectif est de réussir à décoller votre corps jusqu'à ce que vos coudes soient droits. Puis abaissez-vous vers le bas pour reprendre la position de départ. Gardez le dos bien droit.

3. On se bouge !

Si la musculation vous est contre-indiquée, ou si ce n'est pas votre tasse de thé, il existe évidemment d'autres solutions… Utilisez vos jambes tout en faisant tournoyer vos bras !

Mon truc : si vous aimez la marche, le jogging, faites quelques séries où vos bras sont tendus à l'horizontale de chaque côté et effectuez des ronds de plus en petits, et de plus en plus grands. Vous allez voir, ça chauffe très vite ! Cet exercice s'adapte aussi très bien à celles qui n'ont pas du tout envie de se lever du canapé.

J'ai l'air d'une endive, aidez-moi !

Vous mangez mieux, vous faites du sport, mais votre teint fait encore grise mine ? Pas de panique ! C'est le moment d'enclencher la mission « bonne mine ».

Ces dernières années, de nouveaux produits ont envahi les rayons des magasins et instituts. Entre douche autobronzante, complément alimentaire ou alimentation adaptée, le choix ne manque pas pour bronzer sans risque et surtout… à tout moment de l'année ! Découvrez comment afficher un (faux) hâle plus vrai que nature.

Bronzage sans soleil : coup de bluff en or

Je préfère vous le dire tout de suite, je suis contre les expositions longue durée sous le soleil en été et les UV le reste de l'année. Trop nocifs et trop dangereux pour la peau et la santé. Je vous encourage donc à choisir de l'autobronzant sous forme de lotion ou en pulvérisation (en douche par exemple). Mais ne testez pas ce type de bronzage quelques jours avant le mariage ! Si le résultat n'est pas satisfaisant, c'est le stress assuré le jour J. Pour un bronzage doré (et pas orange), faites plusieurs séances quelques mois avant le mariage. Vous saurez ainsi le nombre de séances qu'il vous faut et/ou la bonne couche de lotion à appliquer (testez les deux et comparez le résultat). C'est aussi l'occasion de mesurer la durée de l'effet bronzant. Quand vous aurez le bronzage parfait, faites des essais de maquillage.

L'autobronzant à la maison

Sous forme de crème, mousse ou gel, vous avez l'embarras du choix ! Personnellement, je trouve que la version mousse colorée est celle qui s'applique le plus facilement. Celles qui ont un teint très clair peuvent opter pour des autobronzants progressifs pour contrôler l'intensité du hâle.

On aime : pour un bronzage facile et à petit prix, rien de tel que l'autobronzant en crème, lotion ou mousse ! Préférez une coloration plus légère que votre teinte naturelle pour construire votre hâle au fil des jours, cela évite les mauvaises surprises et vous permet de contrôler l'intensité du bronzage.

À quel moment ? Démarrez les applications d'autobronzant trois semaines environ avant la date du mariage. Cette vingtaine de jours est indispensable pour peaufiner votre technique et trouver la bonne teinte.

·············· **Mon conseil** ··············

Avant l'application, débutez par un gommage intégral. Apposez une crème hydratante sur le bord des pieds et entre les orteils, ainsi que sur les coudes, les genoux et les mains (cela évite le surplus de produits sur ces zones très... perméables). Ensuite, appliquez l'au-

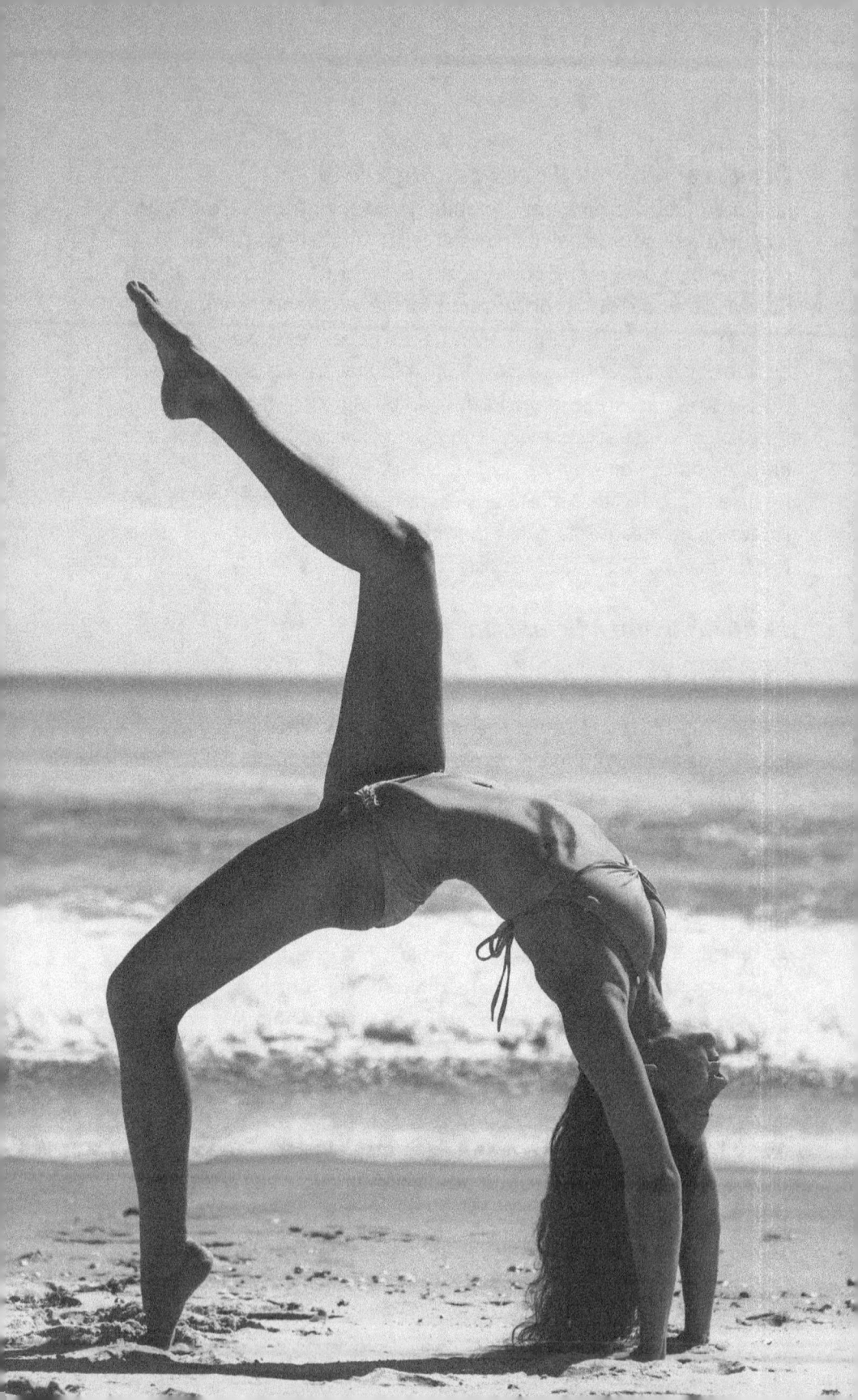

tobronzant avec un gant spécial en microfibre (« tanning mitt ») pour vous assurer un résultat homogène. À titre personnel, j'adore le rendu des produits des marques Vita Liberata et ST TROPEZ.

L'autobronzant en institut

On aime : avec un spécialiste, l'autobronzant n'est plus à craindre surtout pour les plus maladroites ! En plus, vous gagnez un vrai moment de détente grâce à une application digne d'un massage relaxant.

À quel moment ? Prévoyez au moins deux sessions réparties sur 15 jours juste avant le jour du mariage. Lors du premier rendez-vous, votre esthéticienne vous proposera un programme personnalisé.

· **Mon conseil** ·

Faites coup double ! Combinez gommage et autobronzant à chaque séance en institut, pour un hâle réussi et une peau divinement douce.

La douche autobronzante : la solution miracle

Laissez-vous tenter par la douche autobronzante, le top des solutions de bronzage sans soleil. Grâce à la douche autobronzante, oubliez les traces, les endroits inaccessibles, le temps à passer sur chaque centimètre de peau ! Cette douche (ou pulvérisation) s'effectue dans les instituts de beauté et centres de bronzage. À vous de choisir un hâle clair ou foncé. Sans rayons UV, l'autobronzant va teinter (en activant la mélanine) la peau de manière uniforme. La séance dure environ une vingtaine de minutes pour un prix à partir de 25 euros pour le corps. Il suffit de se laisser guider, et la machine et/ou l'esthéticienne font le travail pour vous !

On aime : ultra-rapide, l'autobronzant en douche est pulvérisé en quelques minutes sur le visage et corps compris ! Avant votre bain de soleil en « jet », pensez à ôter vos bijoux, déshabillez-vous complètement, nouez vos cheveux, et couvrez votre tête avec une charlotte, en prenant bien soin de laisser vos oreilles à l'extérieur.

Séance type : une fois dans la cabine de douche, les jets pulvé-risent la lotion autobronzante. 10 secondes plus tard, c'est presque terminé. Un ventilateur active le séchage. L'opération complète ne prend qu'une dizaine de minutes pour un hâle d'une durée de 5 à 7 jours.

À quel moment ? À démarrer un mois environ avant votre mariage. Vous aurez besoin de plusieurs sessions pour obtenir la couleur parfaite. Pour un résultat optimal, évitez les bains, douches (ou piscine !) dans les 12 à 24 heures suivant votre séance de bronzage.

Le bronzage version compléments alimentaires

Et si vous craquiez pour des compléments alimentaires solaires ? Intéressants pour préparer sa peau avant des vacances ensoleil-lées (ou pas !), ces compléments dopent aujourd'hui nos teints et nos corps ! D'ailleurs, le marché est vaste en matière d'offres. Vous trouverez des gélules solaires bio, mais aussi des compléments solaires ET amincissants, et depuis quelques mois, des capsules autobronzantes ! Voici donc une solution facile pour ajouter des boosters de hâle dans votre quotidien.

* *Mon coup de cœur* * les gélules autobronzantes des marques Oenobiol et Doriance (disponibles en pharmacie/parapharmacie).

Et la bonne vieille méthode naturelle : l'alimentation !

Se concentrer sur l'alimentation est une option simple, naturelle et peu onéreuse pour hâler... en paix. Ajoutez donc du soleil à vos plats avec des légumes enrichis en bêta-carotènes. Consommez ainsi beaucoup de légumes/fruits rouges ou orangés notamment des carottes, des patates douces, des abricots ou des tomates.

Une *épilation* enfin *durable*

Exit les crèmes, rasoirs, cires et autres appareils électriques ! Le laser n'en finit pas de séduire grâce à son efficacité redoutable. Et si l'on disait bye bye à nos poils pour la toute dernière fois ? Zoom sur une technique d'épilation qui a fait ses preuves...

Comme ça marche ?

Le laser élimine les poils en respectant l'épiderme, efficacement et durablement chez les femmes et les hommes de tous types et couleurs de peau. Ce faisceau de lumière cible la destruction des bulbes pileux, car il est absorbé par chaque point sombre. C'est pourquoi les peaux blanches à poils foncés rencontrent les meilleurs résultats. Il existe aujourd'hui des lasers spécifiques conçus, par exemple, pour les peaux foncées et les pilosités trop « claires ».

Combien de séances ?

Pour certaines zones, 3 à 6 séances sont nécessaires. Pour un résultat optimal, il est recommandé d'effectuer sa séance lors d'une phase de pousse active du poil. Par conséquent, il faut anticiper son rendez-vous et éviter les épilations à la cire ou à l'épilateur électrique quelques semaines auparavant.

Est-ce indolore ?

Le laser fait-il mal ? Tout dépend des zones du corps traitées, de leur étendue et de leur sensibilité. Lors du passage du rayon laser sur la peau, vous sentirez un claquement d'élastique à chaque « spot » (tir). Peu agréable, certes, mais supportable ! Et ne vous inquiétez pas si ça sent le cochon grillé... c'est tout à fait normal ! Si vous le souhaitez, votre médecin ou dermatologue peut vous prescrire une crème

anesthésiante locale à appliquer avant chaque session (idéale pour les petites zones de type « maillot » et « aisselles »).

Le prix

Pour une séance au laser, comptez entre 400 et 700 euros pour un forfait « jambes + maillot + aisselles » (prix très variable en fonction du laser choisi, des zones et de la pilosité) .

. . . .   **On y pense**   . . . .

- Évitez le soleil avant et après une séance. La peau ne doit pas être bronzée.
- Pas de débroussaillage au laser pendant vos règles, sinon vous allez souffrir davantage !
- 4 à 5 jours avant chaque rendez-vous, attrapez votre rasoir ou votre crème dépilatoire pour que seule la racine du poil soit visible (nul besoin de conserver de la « longueur » !).
- Femmes enceintes s'abstenir

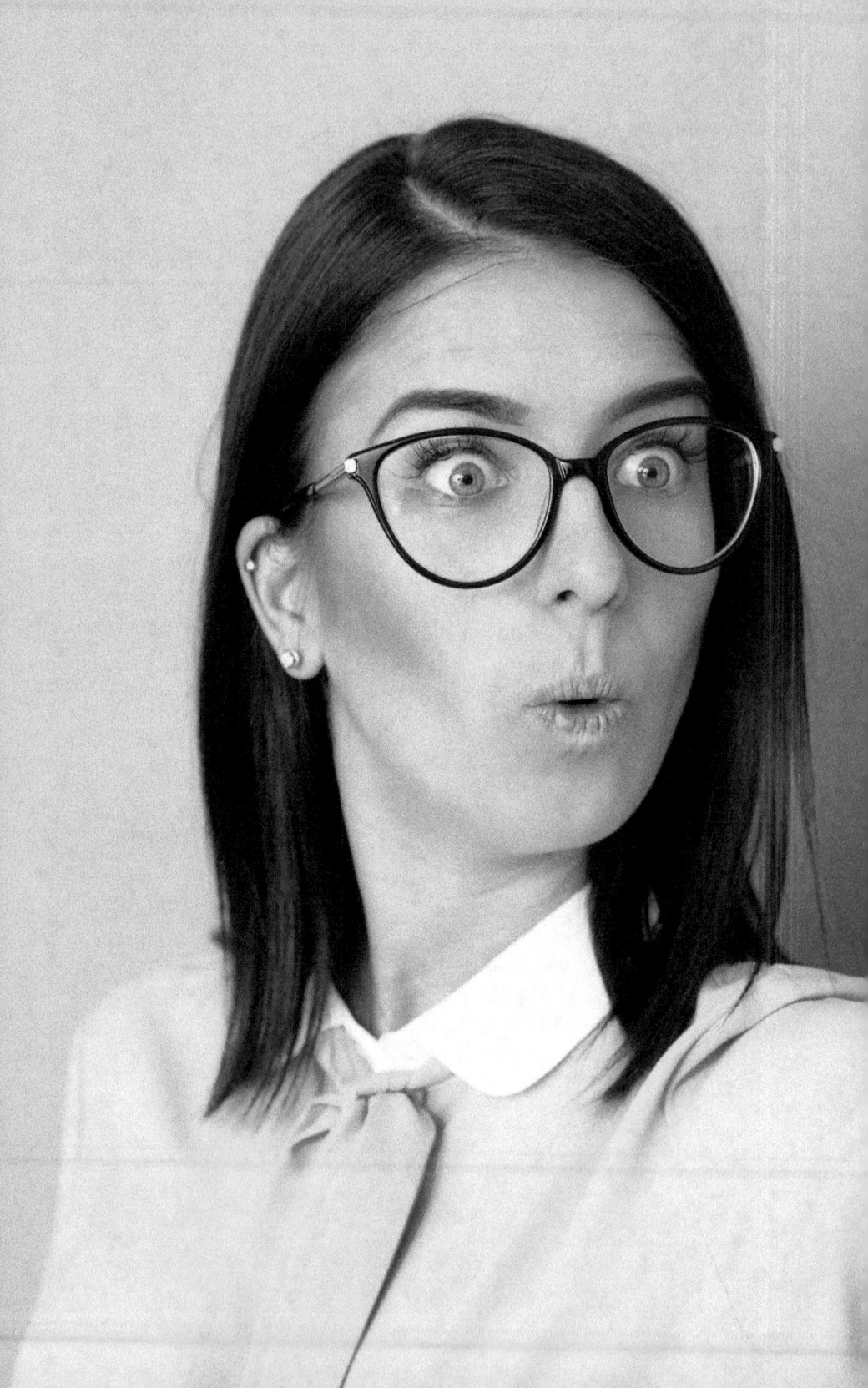

Chapitre 3

....

Show devant, je m'occupe de ma peau

Ma *peau et moi* :
le grand *face à face*

Normale, mixte ou grasse ? Sans soins adaptés et ciblés, notre peau dit no, no, no. La solution ? Apprendre à la connaître !

J'ai la peau normale

Description : une peau normale présente un grain régulier et des pores bien resserrés. Ce type d'épiderme ne demande que très peu d'attention. Fermeté, douceur et souplesse sont naturellement au rendez-vous ! Je vous rassure quand même, une peau parfaite ça ne court pas les rues non plus...

Soins conseillés : un démaquillage soigneux matin et soir pour ôter toutes les impuretés et une noisette de crème hydratante sont suffisants. Pour un « grand nettoyage », optez pour une séance gommage/masque deux à trois par semaine.

J'ai la peau grasse

Description : la peau grasse présente un excès de sébum. La faute aux glandes sébacées qui produisent plus de gras qu'il n'en faut ! Résultat : le front brille constamment, les pores sont dilatés, sans compter les boutons et points noirs souvent nombreux. Un sacré avantage tout de même : la peau grasse vieillit moins vite que les autres, et ça c'est une bonne nouvelle !

Soins conseillés : des nettoyages peu décapants et réguliers, des lotions douces et astringentes pour resserrer les pores, des gommages, mais sans excès (cela excite les glandes sébacées), des masques absorbants (argile ou kaolin par exemple), des émulsions hydratantes non grasses, non comédogènes et matifiantes.

J'ai la peau mixte

Description : la « zone T », vous connaissez ? Il s'agit de la partie médiane du visage (front, nez et menton). La peau mixte présente donc à la fois un excès de sébum sur cette zone T et des endroits secs et/ou sensibles notamment sur les joues.

Soins conseillés : il faut la traiter comme une peau grasse avec des produits hydratants non gras et non comédogènes. Misez sur des lignes de soins « mixtes » ou jonglez avec deux produits : un fluide matifiant pour la zone T et une crème hydratante pour le reste du visage.

J'ai la peau sèche

Description : la peau sèche manque de souplesse et d'élasticité. Elle présente souvent des zones rugueuses et ses pores sont peu dilatés. Fine et fragile, la peau sèche « tire » et réclame des soins ultra-hydratants.

Soins conseillés : des nettoyants sans savon, pas de soins astringents ni absorbants, pas de gommages à grains (préférez un exfoliant de type lactique), une hydratation quotidienne à base de gras, et en période de froid, privilégiez les « cold cream ».

J'ai la peau sensible (fragile, réactive)

Description : la peau sensible réagit à toutes les agressions exté-rieures (produits cosmétiques, changement climatique...). Elle est fréquemment victime de sensations diverses comme des pics de chaleur ou d'échauffement, des démangeaisons, des picotements, des tiraillements.

Soins conseillés : des formulations sans substances irritantes avec des actifs apaisants, des soins hypoallergéniques (vérifiez bien ce point avant d'acheter vos produits) et sans parfum, des correcteurs de teint de couleur verte, pour masquer les rougeurs.

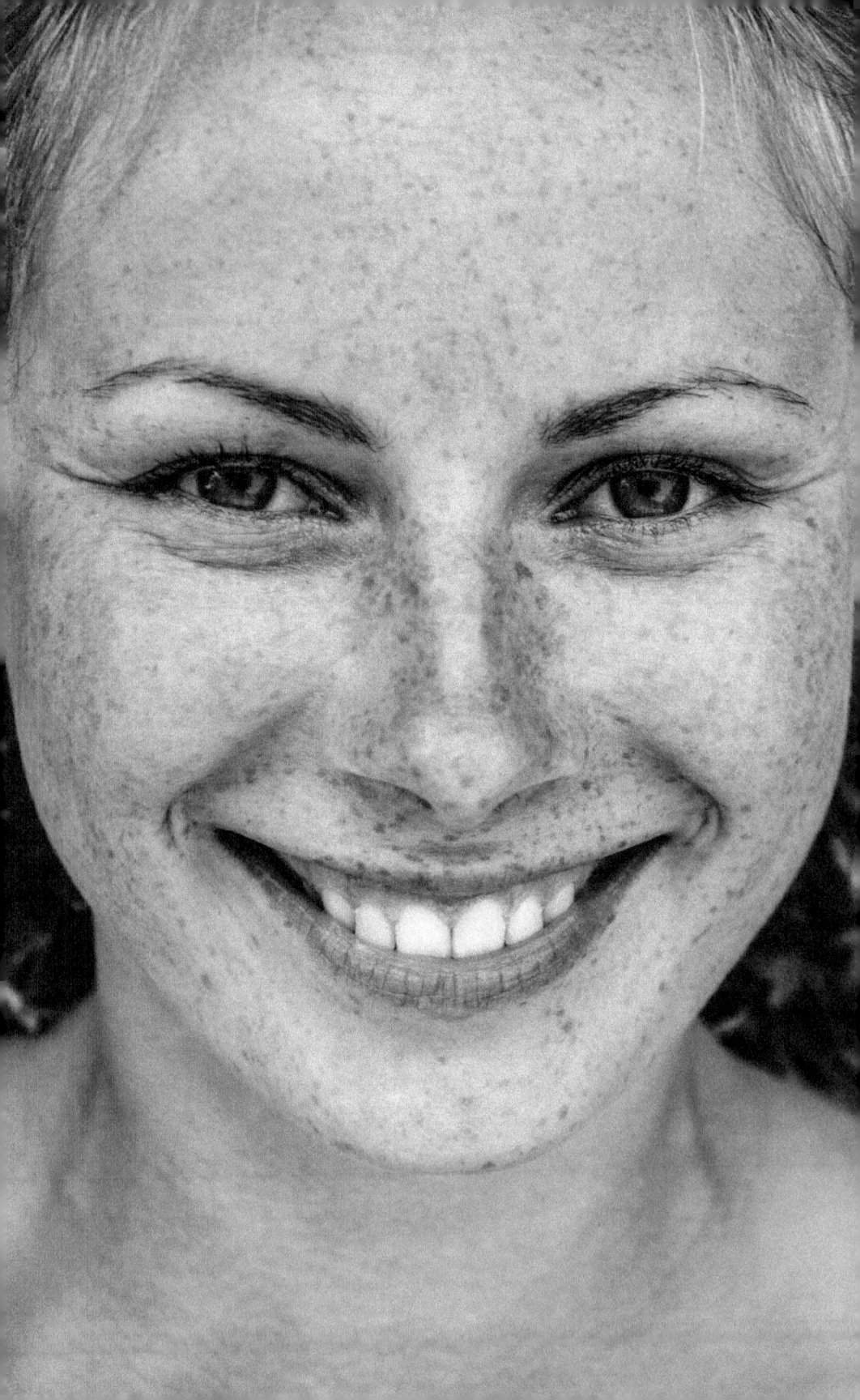

Crème de jour, mon amour !

Appliquer une crème de jour oui, mais pourquoi ? Plus qu'un simple rituel de beauté, l'utilisation quotidienne d'un soin visage est indispensable pour conserver un joli teint.

Déshydratation, pollution, expositions aux rayons solaires, irritations, perte de fermeté... notre peau n'a pas la vie facile ! Et il n'y a pas que les épidermes sensibles et fragiles qui ont besoin d'un bouclier pour se défendre ! À vous de choisir le soin idéal selon trois critères : votre type de peau (normale, sèche, grasse, sensible, mixte...), votre budget et vos besoins/problématiques.

. . . . **Mes conseils** . . . .

En hiver : appliquez une crème de jour de type « eau dans huile » pour protéger efficacement votre épiderme. Attention, si vous utilisez une crème à haute teneur en eau (huile dans eau), celle-ci risque de geler (en cas de froid intense) sur votre peau... Je vous aurai prévenues !

En été : préférez une texture légère et fraîche (huile dans eau) ! Misez sur un fluide ou un gel-crème.

Quelle crème pour ma peau ?

- **Peau mixte :** optez pour les émulsions fluides non grasses pour plus de légèreté comme un gel-crème à effet matifiant, anti-brillance, spéciale zone T (menton, nez, front).
- **Peau sèche :** une crème nourrissante aux acides gras, reconstituante, type cold cream (pour l'hiver notamment).
- **Peau sensible/réactive :** une crème hypoallergénique pour épidermes intolérants, sans parfum, dotée d'actifs apaisants (allantoïne par exemple).

- **Peau grasse/imperfections/acné :** si vous êtes sujette à l'excès de sébum et/ou aux éruptions de boutons, prenez soin de choisir un produit non comédogène matifiant, mais toujours hydratant.

J'ai des rides !

Ô Dame Nature, mais que fais-tu avec ma peau ? Une petite ridule ici et là, ça y est, le processus de vieillissement est en marche ! Avouez-le, en quelques mois et quelques rides, vous êtes devenue une vraie pro des soins anti-âge : céramides, rétinol, acide hyaluronique, vitamine A, AHA...

Règle numéro 1, on bannit les expositions solaires à outrance, responsables du vieillissement et des premières taches brunes. On mise sur des formulations avec une protection contre les UVA/UVB. Et pour réveiller un épiderme qui dort, adoptez un anti-rides léger à base d'acides de fruits par exemple (propriétés exfoliantes). Pensez à hydrater généreusement votre peau matin et soir, mains, cou et décolleté compris. Sans oublier le contour des yeux avec un soin adapté.

Ma peau *est terne*, que faire ?

Avec le stress qui monte avant LE grand saut, une alimentation pas toujours très équilibrée, une vie à 100 à l'heure, notre teint peut rapidement se faire la malle. Quelles sont les solutions pour redonner pep's et luminosité à sa peau ?

Comment puis-je redonner de l'éclat à mon visage avant le mariage ?

Pour un teint éclatant et lumineux, commencez 30 jours avant le jour J la routine beauté quotidienne suivante : nettoyage, lotion tonifiante (sans alcool), sérum et hydratant. Il est important d'utiliser des produits très doux, choisissez alors un nettoyant qui n'assèche pas la peau. Tous les deux jours, exfoliez votre visage avec un soin non irritant sans grain, de type acide lactique. Pour les épidermes sensibles et réactifs, espacez vos gommages de 3 à 4 jours. Et gardez en tête que l'hydratation est la clé d'une peau saine et fraîche.

Puis-je utiliser des lotions ou crèmes aux acides pour plus de résultats ?

Il existe plusieurs types d'acides : glycolique, salicylique, fruits, AHA, etc. Si vous souhaitez redonner de l'éclat à votre peau, effacer des ridules, des cicatrices d'acné, des marques de soleil, les peelings aux acides sont recommandés. Mais attention, à haute dose, ils doivent être utilisés par votre dermatologue, de préférence en hiver et deux à trois mois avant la cérémonie. En cabinet, le pourcentage d'acides contenu dans les peelings est élevé (35 % environ), ce qui entraîne une « brûlure » superficielle de la peau. Vous ressortirez rouge écrevisse, mais vous pourrez constater au bout d'une semaine de cicatrisation les premiers résultats ! Vous pouvez également trouver dans le commerce des soins aux acides (lotion, crème ou sérum). Moins dosés (pas plus de 5 % d'acides), ces produits ont une action exfoliante. Si vous avez une peau normale à mixte, vous pouvez utiliser ce type d'exfoliant un soir sur deux. Les peaux sensibles et réactives, quant à elles, préféreront prendre l'avis d'un dermatologue dans un premier temps, pour éviter tout risque d'irritation.

Et pour les peaux sèches ?

Pour les peaux sèches, l'acide hyaluronique sous forme de crème et de sérum est le candidat idéal pour apporter douceur et luminosité. En effet, son action hydratante permet de repulper la peau rapidement et d'améliorer l'aspect cutané. Il possède la particularité de jouer le rôle de « gomme » dans un sillon, c'est la raison pour laquelle il constitue un très bon camoufleur (pour quelques heures) de rides et de ridules. Pour une action plus durable, l'acide hyaluronique peut être également injecté par un dermatologue et/ou d'un chirurgien esthétique.

Allo **docteur,** ma peau
a **besoin** d'aide !

Votre épiderme est une source de stress ? Vous vous demandez quelle routine beauté et quels soins adopter à l'approche du grand jour ? Pour répondre à ces questions, je suis allée voir mon dermatologue préféré. C'est parti !

À quel moment puis-je faire un soin ou un traitement visage ?

Dr J. B. : « *Vous pouvez faire un soin dans un institut jusqu'à la veille du mariage. Mais attention, ne vous lancez pas dans un protocole agressif ni dans une nouvelle procédure ou un nouveau traitement. Je déconseille également l'utilisation de nouveaux produits juste avant une grande occasion. Même si vous n'avez pas d'allergie, on ne sait jamais vraiment comment la peau peut réagir.* »

Quelle routine beauté dois-je adopter le matin ?

Dr J. B. : « *En première étape, je conseille un sérum. J'ai tendance à privilégier ceux qui sont fortement dosés en acide hyaluronique pour un effet repulpant. Ensuite, une bonne crème hydratante et bien adaptée à votre type de peau. Si vous vous hydratez bien et que vous combinez cela à une exfoliation régulière, vous constaterez un grain de peau nettement plus lisse au bout de quelques semaines (et surtout beaucoup plus d'éclat !). Laissez de côté les gommages à grains et privilégiez les exfoliants aux enzymes de fruits qui font très bien leur travail même sur peau sensible. Encore une fois, assurez-vous d'essayer votre exfoliant s'il est nouveau dans votre routine, plusieurs fois avant votre mariage, pour éviter une réaction cutanée.* »

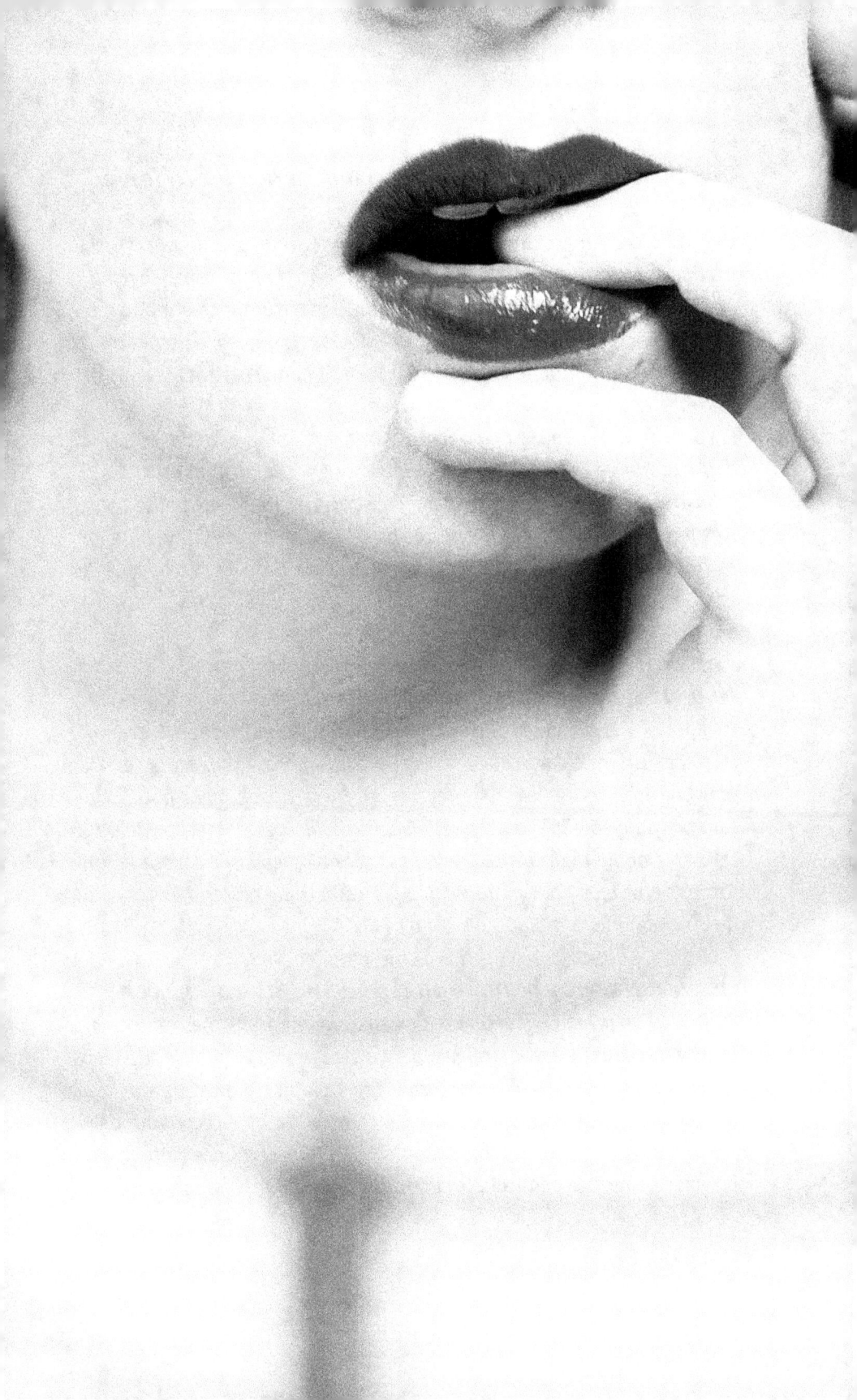

Comment faire face à l'arrivée de boutons la veille ou le jour du mariage ?!

Dr J. B. : « *Si un gros bouton apparaît le matin du grand jour, voici le premier geste de secours : surtout, ne le touchez pas et n'essayez pas de le presser. Enveloppez un glaçon dans un tissu mince et apposez-le sur l'indésirable pendant quelques minutes. La glace va permettre de réduire l'inflammation et la rougeur. Évidemment, ça ne le fera pas disparaître, mais vous éviterez d'aggraver la situation !*

Si votre bouton apparaît 48 heures avant, vous pouvez déposer à l'aide d'un coton-tige de l'huile essentielle d'Arbre à Thé (disponible dans les pharmacies et supermarchés bio). 2 à 3 fois par jour. Une petite astuce très naturelle qui fonctionne plutôt bien ! Si c'est l'horreur absolue, appelez au plus tôt votre dermato pour un soin en urgence. Il trouvera des solutions pour limiter les dégâts. »

J'ai vraiment beaucoup d'imperfections (pores dilatés, rougeurs, boutons, ridules...). Que me conseillez-vous ?

Dr J. B. : « *Il existe des traitements au laser qui permettent par exemple de faire disparaître les rougeurs liées à la couperose (plusieurs séances peuvent être nécessaires. À effectuer en hiver absolument pour éviter tout coup de soleil). D'autres réduisent la taille des pores et affinent la texture globale de la peau. Certaines technologies laser constituent de formidables alternatives à la chirurgie esthétique (contre les rides) ou aux traitements antibiotiques contre l'acné.* »

Quelle est l'erreur beauté numéro 1 d'une future mariée ?

Dr J. B. : « *En premier lieu, les UV. Certaines de mes patientes veulent être bronzées le jour de leur mariage alors qu'elles ont un teint d'albâtre. Vous ne pouvez pas imaginer le nombre d'entre elles revenues me voir avec des taches voire même des brûlures. Méfiance donc ! Je recommande vivement d'opter pour l'autobronzant (si vous tenez vraiment à avoir l'air bronzé). Cela reste beaucoup moins dangereux pour la peau.* »

Le *laser* sous toutes
ses *formes*

Aujourd'hui, le laser est devenu un outil de haute technologie qui répare, soigne et efface la plupart de nos problèmes cutanés. Parce qu'il n'est pas invasif et (presque) indolore, il permet d'en finir avec ces complexes qui nous gâchent l'existence en quelques séances seulement! Allez hop, on fonce chez le dermato.

L'épilation permanente

Le laser (CoolGlide® ou Prowave® de Cutera® par exemple) élimine les poils en respectant l'épiderme, efficacement et durablement chez les femmes et les hommes de tous types et couleurs de peau.

Comment ça marche? Ce faisceau de lumière cible la destruction des bulbes pileux, car il est absorbé par la mélanine du poil. C'est pourquoi les peaux blanches à poils foncés recueillent les meilleurs résultats. La chaleur est transmise le long de la tige pilaire jusqu'au fond du follicule pileux et détruit les structures germinatives profondes (bulbe) du poil de façon à ce qu'il ne puisse plus repousser. Pour le visage, comptez 2 — 3 séances par an (cette zone est la plus active question repousse !). Les jambes, maillot, aisselles et bras nécessitent environ 5 à 6 séances et quelques retouches par la suite.

Acné, imperfections, taches de soleil, ridules...

Le traitement PhotoGenesis® est un moyen innovant de corriger de façon rapide, sûre et indolore les imperfections, la tonicité et les rougeurs sur le visage.

Comment ça marche? Ce type de laser, spécialement conçu pour les peaux sujettes aux irrégularités, produit un effet en profondeur sur les glandes sébacées. Sans abîmer l'épiderme. Suite à la première séance, l'aspect de la peau ne présente pas un changement spectaculaire... et pourtant ! Les améliorations sont visibles dès la seconde séance et continuent de se produire dans les mois qui suivent la dernière séance. La peau bénéficie d'un effet lifting naturel. Elle devient plus lisse. Les pores se resserrent. Et les poussées d'acné se font plus rares. Comptez environ 2 à 6 séances.

Couperose, varicosités

Les lasers CoolGlide® ou lasers à colorants pulsés et lampes, par exemple, envoient des impulsions permettant au sang de se coaguler dans la veine, détruisant ainsi la varicosité, qui est absorbée par le corps. Le sang passe alors dans les veines se trouvant à un niveau plus profond sous l'épiderme.

Comment ça marche ? En fonction de votre couperose et de la nature de votre peau, votre médecin commence par sélectionner le laser le plus adapté. Équipée d'une paire de lunettes de protection, vous êtes fin prête pour l'élimination de ces maudits vaisseaux apparents. La lumière laser « glisse » sur les zones à traiter. Rapide et quasiment indolore, la séance de laser dure quinze à trente minutes. Le traitement nécessite environ 2 à 3 séances espacées de 4 à 6 semaines.

ATTENTION : soleil interdit pendant la durée du traitement !

Layering : *votre nouvelle routine beauté*

Tout droit venu d'Asie, le layering n'est pas, comme on pourrait le supposer, un nouveau produit à la mode ! Non, le layering est LE rituel beauté par excellence de la Japonaise... Et à en croire son teint de porcelaine, on comprend vite pourquoi cette technique fait des émules dans le monde entier ! Décryptage.

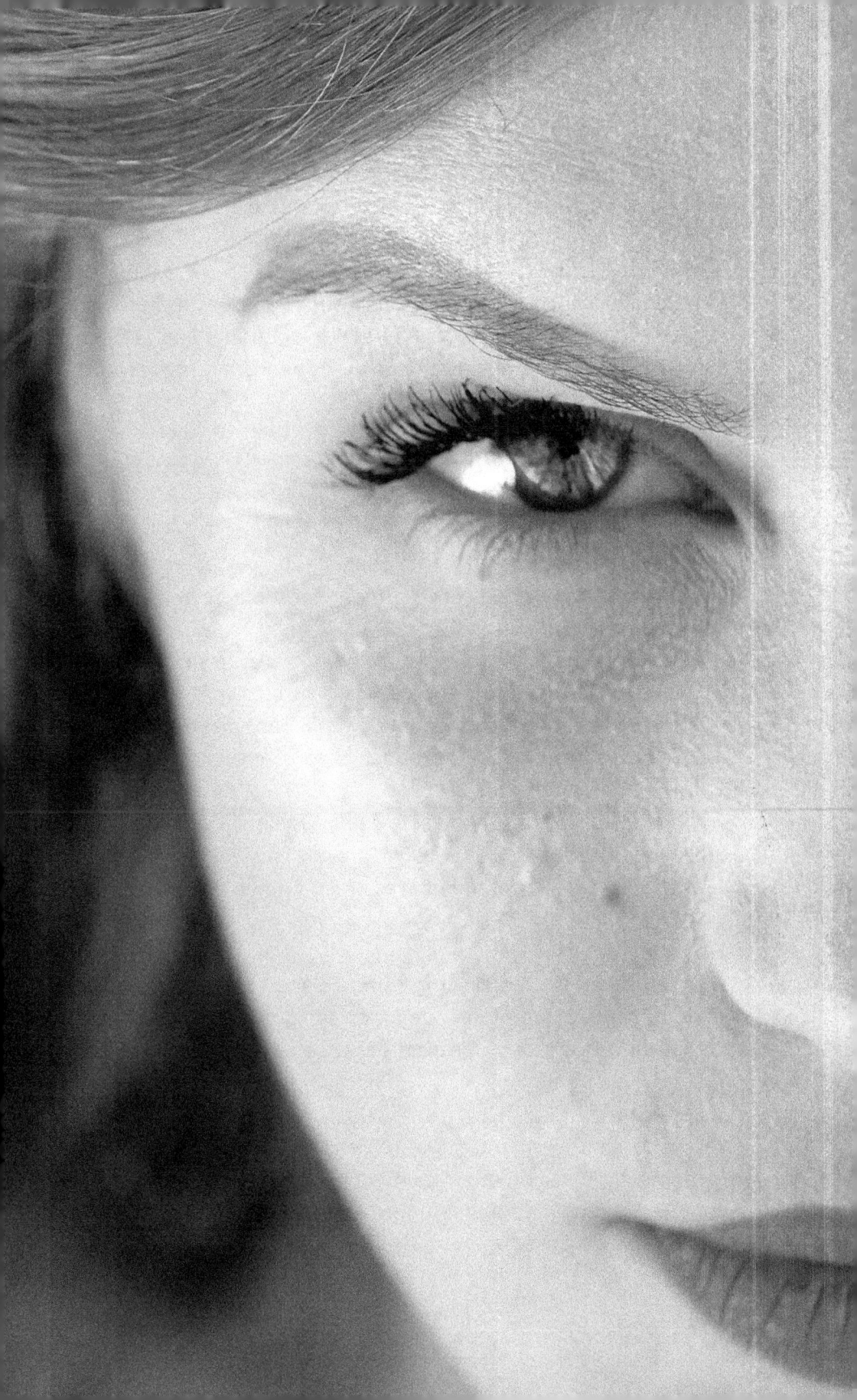

Le layering pourrait être traduit par l'« art de la superposition ». Cette méthode japonaise, qui vous promet un teint zéro défaut et lumineux, repose sur un protocole très précis. Du démaquillage à l'hydratation, ce rituel de beauté consiste à effectuer dans l'ordre — matin et soir — un double nettoyage suivi de l'application superposée de soins. Et non, vous n'y passerez pas des heures ! Quelques minutes suffisent ! Si vous êtes perplexe, testez cette méthode pendant quelques jours... et admirez le résultat !

Layering, mode d'emploi

1. Le double nettoyage :

Je vous le dis tout de suite, se nettoyer au savon, au lait ou à l'eau micellaire, ce n'est pas suffisant ! Chaque jour, vos pores, très sollicités, méritent un nettoyage en profondeur. Pour ce faire, adoptez ce geste à deux temps :

• Le soin démaquillant avec l'huile démaquillante sur peau sèche pour se débarrasser de toutes les impuretés et du maquillage tenace. Massez votre visage (et cou) pendant quelques minutes pour activer les effets des produits et vous relaxer. Rincez à l'eau (fraîche de préférence).

• Puis le soin nettoyant à l'aide d'un savon, gel ou mousse pour éliminer tous les résidus et le film gras de l'huile. Rincez et séchez votre visage par tapotement avec une serviette.

2. Le tonique

Pour revigorer et neutraliser les effets d'une eau un peu trop calcaire, offrez-vous un pschiiit de lotion tonique, d'eau thermale ou florale sur l'ensemble du visage. Laissez sécher.

3. Le sérum

Le sérum, contrairement à une crème classique, pénètre plus profondément dans le derme et contient plus d'actifs. Il est idéal pour donner un coup de fouet à une mine fatiguée ! Choisissez-le en fonction de vos besoins : rides, déshydratation, brillance.

4. L'huile végétale ou la crème de jour/de nuit

L'hydratation : votre indispensable ! Optez pour une huile végétale adaptée ou une crème suffisamment hydratante. Si vous avez la peau sujette aux imperfections et aux boutons, dirigez-vous vers un soin non comédogène.

5. Le contour de l'œil

Dernière étape de ce rituel beauté, une crème ou un gel « contour de l'œil ». Défatigant, anti-ridules, hydratant... C'est une zone extrêmement fragile dont il faut prendre soin !

Pour l'appliquer : partez de la naissance du nez, remontez le long de l'arcade sourcilière, puis revenez par la paupière inférieure sous l'œil jusqu'au coin interne.

....   **Mon conseil**   ....

Si la technique du layering vous inspire, je vous encourage à vous procurer le livre « *Les secrets de beauté des Japonaises* » de Chizu Saeki (paru chez Marabout), la gourou en la matière !

J'en profite également pour vous parler d'une blogueuse géniale et drôle, Sonia. Avec ses chroniques extraordinaires d'une vie ordinaire, elle a popularisé le concept du layering en France en le traduisant par « millefeuille ».

Sonia a même fondé un groupe passionné de beauté sur Facebook « Le Millefeuille ou Layering, Rituel de Beauté » qui compte plus de 16 500 membres.

À découvrir absolument !

Son site web : www.leschroniquesdesonia.com
Son groupe Facebook : www.facebook.com/groups/6276983860/

La beauté au **naturel** : faites le plein de **recettes**

Direction la cuisine (ça change un peu) ! Vous allez découvrir des recettes qui feront votre bonheur... de la tête aux pieds. Démarrez au moins 6 mois avant la date prévue pour obtenir d'excellents résultats.

Gommez, c'est effacé

Pour un gommage spécial peau grasse et/ou mixte, versez 1 c.à.s de sucre roux dans 2 c.à.s de jus de citron et ajoutez un peu d'huile d'olive. Procédez ensuite à des mouvements doux et circulaires et rincez à l'eau tiède. À effectuer une fois par semaine.

Quel masque pour ma peau sèche ?

Une peau sèche doit être hydratée pour assurer un teint éclatant. On choisit donc de l'argile blanche (2 c.às), du jus de carotte (1 c.à.s), et de l'huile d'amande douce (1 c.à.c). Laissez le masque agir pendant 15 minutes et rincez.

Soins pour les lèvres

Bye bye les lèvres gercées et sèches. Avec la même mesure pour ces trois ingrédients : miel, sucre, huile d'olive (ou beurre de karité), vous aurez un gommage et un baume. On commence par masser doucement les lèvres avec le miel et le sucre. Rincez, ensuite appliquez l'huile d'olive ou le beurre de karité.

J'ai souvent des cernes

Si c'est le cas, c'est que vous êtes trop fatiguée ou que vous ne dormez pas assez. Avec les préparatifs du mariage, c'est normal. Faites une infusion de 30 g de fleurs de bleuet séchées dans 1,5 L d'eau, appliquez pendant 10 min à l'aide d'une compresse et le

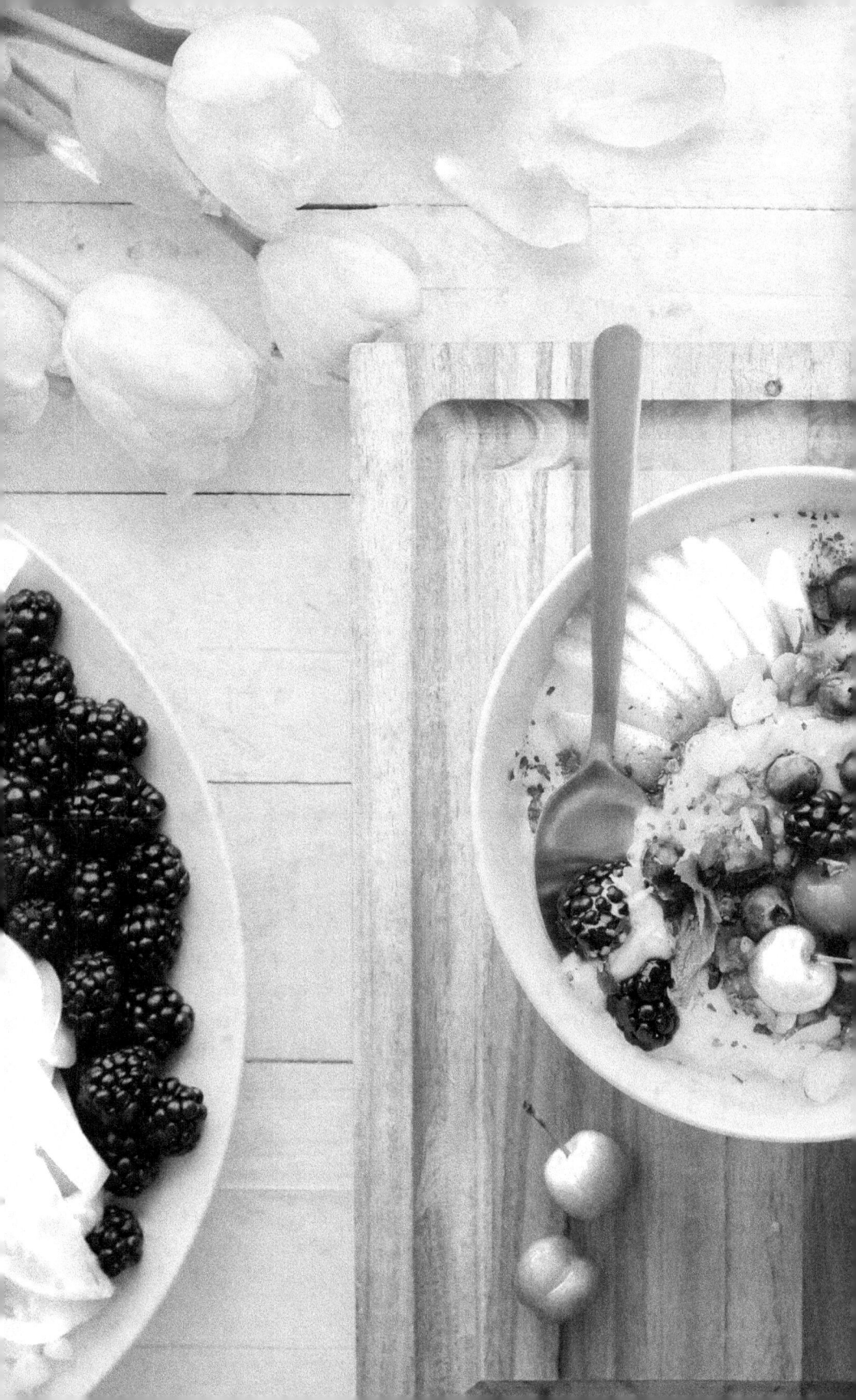

tour est joué. Sinon, il y a aussi la camomille. Imbibez deux disques de coton avec cette infusion et laissez la magie opérer sur vos yeux pendant 10 à 15 min.

Au réveil, mon visage brille...

C'est souvent le cas avec les peaux grasses. Avec ¼ de concombre et un blanc d'œuf, réalisez un masque en mixant le tout. La pause est de 20 minutes maximum, à faire une fois par semaine. Si vous avez de l'argile verte, mélangez-la avec du lait et du miel. Les proportions sont de 3 c.à.c pour les deux premiers ingrédients et de 1 pour le miel (retirez le masque dès qu'il commence à être sec).

Prévenir avec un masque anti-rides

Mieux vaut prévenir que guérir ! Alors on mise sur un masque efficace contre le vieillissement. Il nous faut : ½ banane, 1 c.à.s de yaourt et 1 c.à.c de miel. Le masque s'applique sur le visage et le cou pour une durée de 15 minutes. À effectuer une fois par semaine.

Œil pour œil

Arme fatale numéro 1 : le regard de braise. Véritables atouts séduction, nos battements de cils n'en manquent pas une pour faire leur show. Enfin presque... c'est sans compter le contour de l'œil qui prend des allures de papier mâché à la moindre contrariété : cernes, poches, ridules. Au secours !

Attention peau fragile

La peau du contour de l'œil est sans aucun doute la partie la plus fine et fragile du corps. Très exposée, pauvre en glandes sébacées, toujours en mouvement (clignements de l'œil), cette zone est la première cible du vieillissement. Les ridules s'installent peu à peu (en général vers 30 ans) pour se transformer rapidement en pattes d'oie. Notez également l'apparition de cernes et poches indésirables... Pourquoi tant de haine ? Côté cernes, le mode de vie (manque de sommeil) et les problèmes de microcirculation souvent héréditaires plaident coupables ; quant aux poches (ou valises), elles sont soit le fait d'une accumulation de graisse soit d'une mauvaise circulation lymphatique (rétention d'eau).

Aux petits soins...

Pour prévenir au maximum les rides et redonner du pep's à notre regard fatigué, place aux soins et à la détente !

Première consigne, n'utilisez que des produits ultra doux et hydratants pour le contour de l'œil. Votre démaquillant pour le visage est-il bien adapté à ce périmètre fragile ? Si vous avez un doute ou que vous sentez des picotements, optez pour un nettoyant spécifique au plus vite (en gel ou version biphasée). Terminez le démaquillage par une brumisation d'eau minérale ou florale (au bleuet), séchez votre visage à l'aide d'une serviette en tapotant très légèrement.

La crème de jour ou de nuit est parfois trop riche pour la peau fine du contour de l'œil, qui ne peut pas absorber autant de « gras » ; effet poche assuré. Préférez des soins hydratants et/ou anti-rides dédiés à cette zone (ils regonflent la couche superficielle), des gels tenseurs drainants et décongestionnants pour les cernes et poches. Lors de l'application, effectuez des massages en « huit allongé » de l'extérieur vers l'intérieur pour réactiver la circulation et booster le système lymphatique.

Opération camouflage

Si les concombres, sachets de thé ou cuillères réfrigérées ne fonctionnent pas à tous les coups, jouez la carte de l'illusion ! Ayez toujours sous la main un anti-cernes proche de votre carnation : apposez le fard au pinceau ou doigt sur la partie gonflée et/ou foncée, et

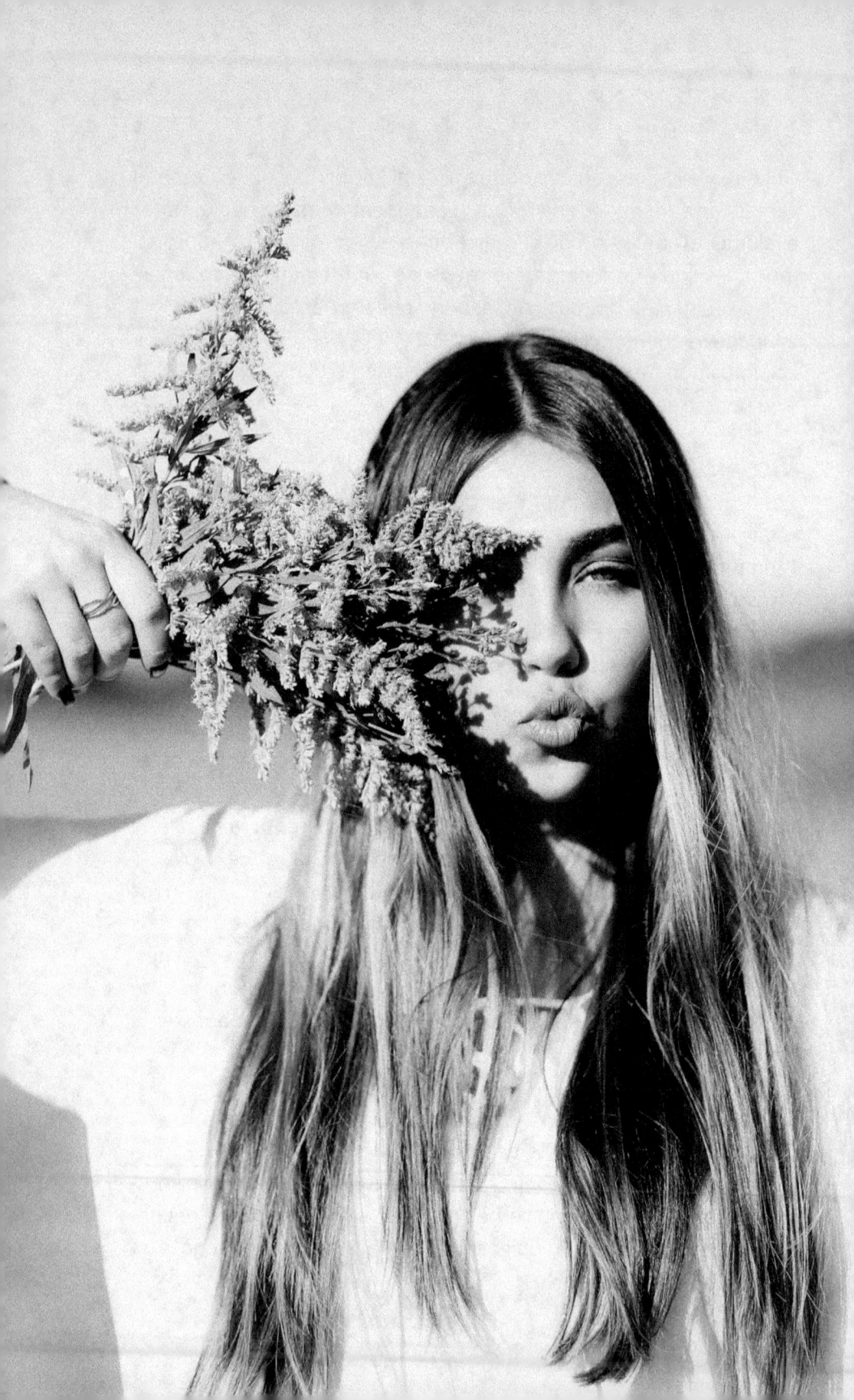

sur l'ensemble de la paupière pour ouvrir magistralement le regard... Dernière astuce : une couche de mascara sur les cils supérieurs (uniquement) et un trait de crayon pour les yeux, de couleur blanc rosé sur la muqueuse inférieure éclairent en 30 secondes l'œil le plus fatigué. À vous de jouer !

· · · · · · · · · · · · · · · · · ·   **Mes produits fétiches**   · · · · · · · · · · · · · · · · · ·

• **Pour traiter** : le Soin apaisant contour des yeux chez Avène lorsque mes yeux ne supportent plus rien ; pour hydrater au max j'adore le Baume riche all about eyes de Clinique ou le contour à l'huile d'avocat de Kiehl's. Si j'ai des poches, je mise sur l'huile de beauté contour des yeux CHO ou le Soin fraîcheur défatigant express de Embryolisse.

• **Pour corriger et éclairer le regard** : je ne jure que par le Magic Concealer de Helena Rubinstein (fin, mais couvrant) et le Touche Éclat chez Yves Saint Laurent (pour des retouches tout en légèreté).

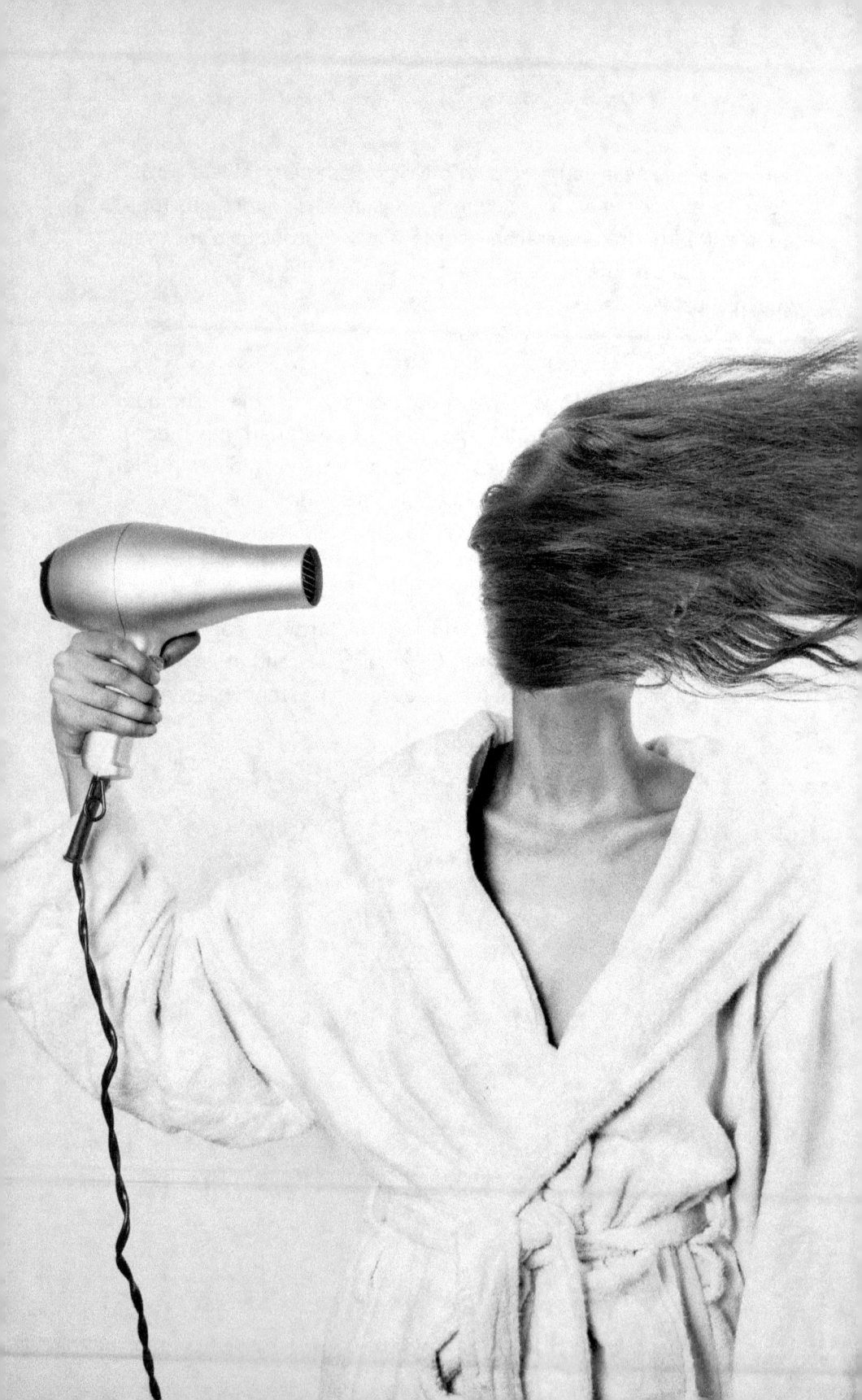

Chapitre 4

. . . .

Mes cheveux,
au secours !

Quelle **coiffure** pour mon type **de cheveu?**

Grâce à ce guide, trouvez la coiffure qui vous va, que vos cheveux soient fins ou épais, raides ou bouclés, courts ou longs !

Cheveux frisés/bouclés

Il est préférable de ne pas lutter contre votre propre nature. Si vous avez les cheveux extrêmement frisés et qu'il fait chaud, votre brushing « baguette » ne fera pas long feu...

Mon conseil : Au lieu de lisser les boucles, laissez-les libres ! Votre coiffeur préféré saura les texturiser pour qu'elles restent domptées, et il n'aura qu'à épingler certaines mèches pour un effet coiffé-décoiffé très romantique.

Cheveux lisses/raides

Tout comme les cheveux bouclés, il vous sera difficile de combattre la nature de votre fibre capillaire. Vous rêvez de bouclettes serrées ? Hélas, elles risqueraient de se détendre avant même la fin de la cérémonie...

Mon conseil : Si vous souhaitez absolument des boucles, choisissez-les larges et souples. Essayez également un chignon à porter très bas sur la nuque ou très haut (un « bun »). Si votre chignon manque d'épaisseur, votre coiffeur lui ajoutera une collerette en mousse de la couleur de vos cheveux pour lui donner plus de volume et de rondeur.

Cheveux souples

Si vos cheveux sont très fins ou clairsemés, il va falloir recréer de l'épaisseur ! Côté shampooing, soin et coiffant, vous opterez pour des gammes texturisantes.

Mon conseil : Pensez à ajouter une collerette de mousse pour vous confectionner un chignon volumineux. Misez aussi sur les boucles, et surtout sur la tendance du moment : les jeux de tresses !

Cheveux épais

Très beaux, les cheveux épais sont également difficiles à dompter. Pour rééquilibrer le poids lié à l'épaisseur, choisissez des coiffures avec un demi-chignon torsadé et/ou tressé.

Mon conseil : Si vous préférez malgré tout une coiffure portée très bas, prévoyez du temps supplémentaire au salon pour procéder à un lissage qui allégera au maximum la matière.

Cheveux longs

Que vous portiez vos longueurs vers le bas ou vers le haut, vous avez l'embarras du choix ! Pour ma part, je suis très fan de la queue de cheval. Très chic et moderne !

Mon conseil : Le confort est la clé. Si vous souhaitez laisser vos cheveux longs libres comme l'air, pensez à appliquer un voile de laque pour qu'ils tiennent en place, mais en toute légèreté.

Cheveux courts

Bon nombre de mariées rêvent de longueur infinie parce que cela correspond à une certaine vision du romantisme. Pourtant, les cheveux courts, moi j'adore !

Mon conseil : Sur cheveux courts, craquez sur les boucles et les accessoires. Misez sans crainte sur des coiffures style rétro hollywoodien.

Coiffure de mariée : trucs et astuces pour ses premiers essais

Rendez-vous pris chez le coiffeur ! À quelques mois ou à quelques heures du grand jour, voici toutes les astuces à connaître pour optimiser efficacement chaque tête-à-tête (et en profiter un max).

Avant chaque rendez-vous coiffure

S'il est tentant de vous présenter avec une chevelure lavée fraîchement le matin même du rendez-vous, votre coiffeur risque d'avoir toutes les peines à coiffer une matière trop souple et pas assez docile ! Alors, laissez vos cheveux en paix (donc sans shampooing) 1 à 2 jours avant.

Avec ou sans make-up ?

Je vote (à l'unanimité) pour des essais coiffure avec… make-up ! Il est important d'avoir une vision globale du résultat final : vous, votre maquillage et vos cheveux. Et plus capital encore, il faut vous sentir belle et sous votre meilleur jour lors de ces rendez-vous. Vous verrez, ça change la donne ! L'idéal est donc de planifier vos essais make-up avant la coiffure. Dans le cas contraire, allez-y munie de votre rouge à lèvres préféré, d'une pointe de mascara et d'un voile de blush.

Imposez votre personnalité

Lors des premiers rendez-vous pour vos essais coiffure, fournissez des photos où vous vous trouvez particulièrement belle ou tout simplement vous-même (cheveux au vent ou attachés, avec un chignon, des tresses…). Apportez ce qui vous ressemble, ce qui

pourrait donner, en quelques minutes, un aperçu de votre personnalité, de vos couleurs, de votre style, de VOUS.

En petit comité
Je vous conseille de ne pas être trop « accompagnée » lors de
vos premiers essais. Choisissez une personne de confiance, votre
maman, votre sœur, votre témoin. La sélection d'une coiffure peut
prendre du temps et demande beaucoup de réflexion. Si vous êtes
entourée de vos 5 meilleures amies, chacune aura son mot à dire,
et des opinions très différentes. Et c'est très compliqué d'adopter des décisions lorsque personne n'arrive à se mettre d'accord !
Privilégiez donc un proche ou deux à vos côtés plutôt qu'une
grande bande de copines.

Prenez des photos!
N'oubliez pas vos accessoires pour les cheveux (voile, peigne,
parure) que vous envisagez de porter pour que vous puissiez faire
des tests. Photographiez chaque coiffure (attendez-vous à essayer
trois options) sous des angles différents.

On apprend à dire non
Soyez claire et explicite sur ce que vous voulez ou ne voulez pas.
N'ayez pas peur de parler librement, c'est vous qu'il faut combler,
pas votre coiffeur ni votre entourage.

Cahier d'inspiration
Des looks de stars sur tapis rouge vous font de l'œil? Décou-
pez les photos de votre magazine (ou conservez un dossier sur
votre smartphone) et apportez-les au salon. Donnez toutes
les clés à votre expert pour trouver la coiffure de vos rêves !

Mon *rêve de cheveux*

Lissage japonais, lissage brésilien, extensions... À quelques semaines/mois du jour J, pourquoi ne pas transformer radicalement votre crinière ? Alors, j'y vais ou j'y vais pas ?

Aujourd'hui, nos cheveux bénéficient de toutes les attentions possibles et inimaginables. Et à l'approche du wedding day, toutes les transformations capillaires (d'un jour ou durables) sont à la portée des futures mariées. Mais qui dit métamorphose, dit... préparation ! Première étape : sur une feuille de papier, établissez d'abord la fiche d'identité de vos cheveux : longs ou courts, colorés ou naturels, raides ou bouclés, normaux ou secs. Puis, notez ce qui vous pose problème : manque de longueur, excès de frisottis, pointes abîmées par les brushings successifs. Et enfin, ce qui vous fait rêver pour le grand jour et pourquoi pas pour après !

Prenez rendez-vous avec votre coiffeur préféré (un mois minimum avant de dire oui) et consultez ensemble vos notes. Avec toutes les technologies désormais disponibles sur le marché, vos fantasmes de longueur hollywoodienne, de crinière lisse sans le moindre frisotti, de cheveux souples et doux comme de la soie ne devraient poser aucune difficulté.

L'extension à la kératine

- *C'est quoi ?* L'extension à la kératine est une fine mèche de cheveux naturels, disponible en plusieurs longueurs et couleurs et possédant un point de colle à la kératine (sans danger pour notre fibre capillaire). Lors de la pose, chaque mèche est collée à chaud à quelques millimètres de vos racines. La kératine, en fondant, fixe l'extension à vos vrais cheveux. Et on n'y voit que du feu, car la fixation est totalement invisible !
- *Pour qui ?* Toutes celles qui veulent de la longueur... ou ajouter de l'épaisseur à leur chevelure.

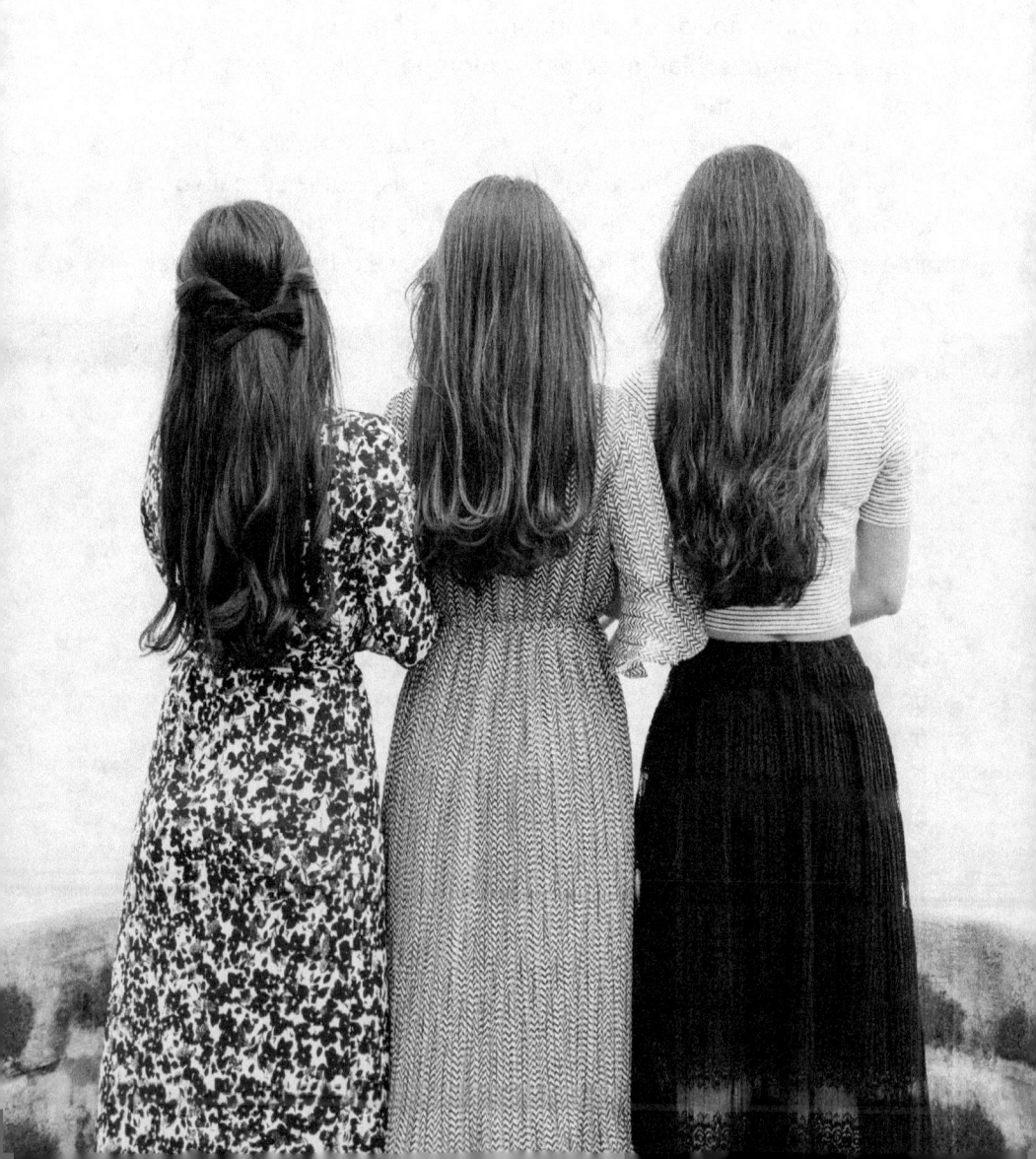

- **Durée de vie des extensions** : environ 4 mois.

Japonais ou brésilien?

Deux technologies de traitement des cheveux font beaucoup parler d'elles : le lissage japonais et le brésilien. Quelle est la différence entre les deux ?

Le lissage japonais

- **C'est quoi ?** Le lissage japonais est en fait un traitement chimique qui permet de lisser et raidir de façon permanente la chevelure. Avec ce lissage, la nature de vos cheveux est modifiée profondément. Le traitement dure entre 2 et 3 heures.
- **Pour qui ?** Pour celles qui aiment les crinières lisses 24h/24. Si les mèches baguette représentent votre Graal, et que le brushing vous sort par la tête, foncez sur le lissage japonais !
- **Durée de vie du lissage** : le lissage japonais est permanent. Cela signifie que le traitement agit là où il a été posé, mais n'agit plus sur la repousse. Vous pourrez ensuite procéder à des retouches sur les racines tous les... 8 à 12 mois ! Il tient donc très, très, très longtemps.

Le lissage brésilien

- **C'est quoi ?** Le lissage brésilien est un soin profond à base de kératine. Cette protéine se trouve dans les cheveux, les ongles et la peau. Ce traitement consiste à sceller de la kératine dans la fibre capillaire grâce à l'action de la chaleur. La chevelure est alors réparée, brillante et facile à lisser : le brushing ne prend plus que quelques minutes.
- **Pour qui ?** Pour celles qui rêvent de cheveux nourris intensément, souples et sans frisottis. Il est également recommandé pour les chanceuses bouclées, qui souhaitent conserver des bouclettes bien dessinées même en cas d'humidité.
- **Durée de vie du lissage :** s'il est bien entretenu (avec des shampooings et/ou masques sans sulfates), le lissage brésilien peut durer de 2 à 5 mois.
  ATTENTION : un lissage brésilien ne doit en aucun cas contenir de formol. Soyez vigilante si vous optez pour un kit "maison" acheté sur internet !

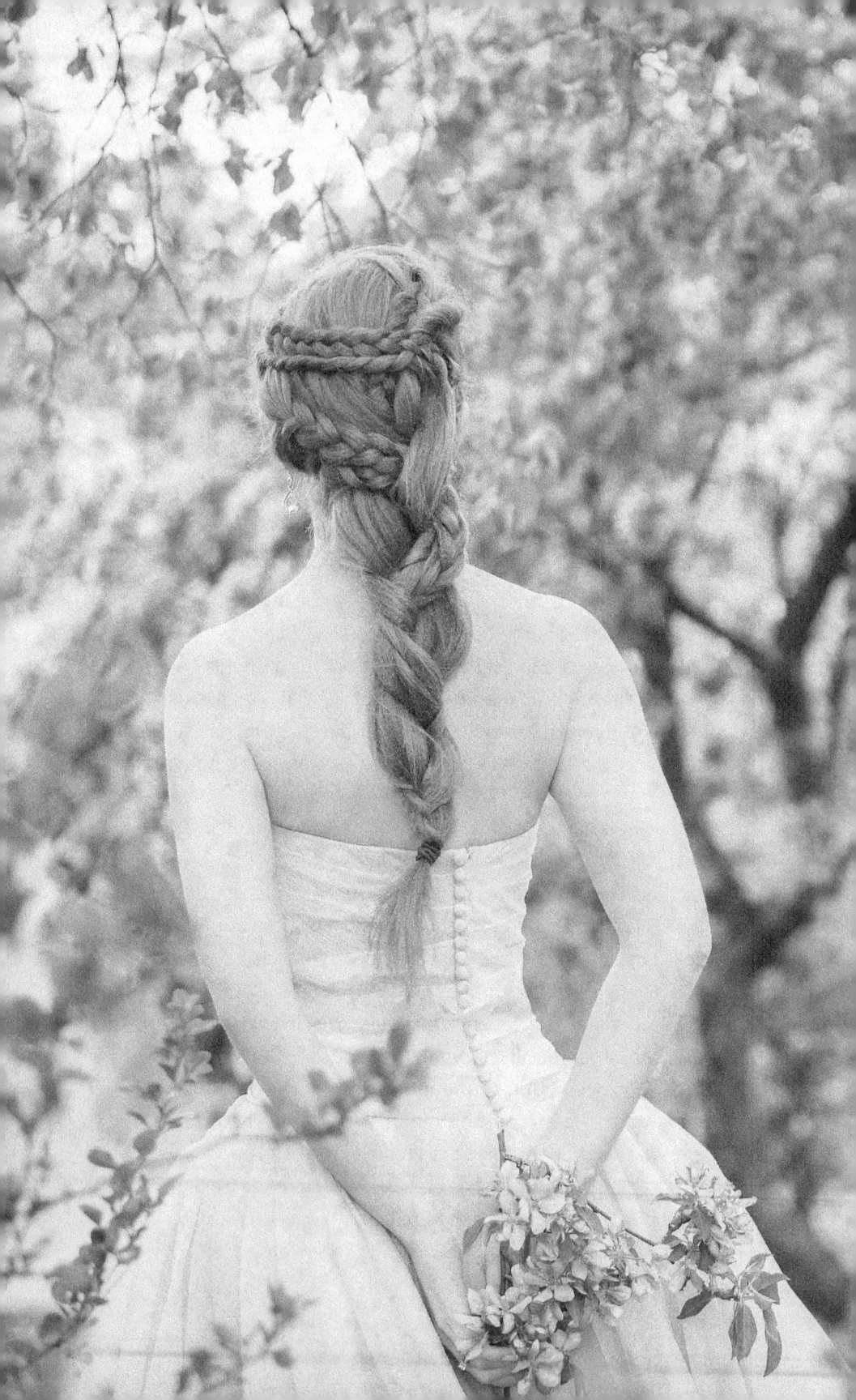

La *tresse*, la *coiffure* qu'on *veut toutes!*

La tendance tresse? Toutes les beautistas dignes de ce nom se mettent en quatre pour elle! Oubliez les permanentes choucroutées. Aujourd'hui, il suffit de tresser vos cheveux pour être canon. Prête à craquer?

La tresse : la coiffure des modeuses

Le hit du moment qui inspire célébrités et catwalks est sans conteste la tresse (braid en anglais). Nos amies les stars, YouTubeuses et blogueuses sont séduites par cette coiffure plus tendance que jamais. Si certaines la portent en version classique, d'autres la réinventent pour explorer de nouvelles techniques de tressage. Épi, française ou bohème, la tresse est une option à tester absolument pour le jour de votre mariage.

Réaliser une tresse épi

Appelée également « fishtail braid », la tresse épi est un must. Facile à réaliser, elle s'invite sur tous les podiums des défilés. Après avoir brossé vos cheveux, séparez vos longueurs en deux parties bien distinctes. Puis à l'arrière de l'une des deux sections, libérez un petit brin de mèche à replacer par le dessus pour le lier avec le brin opposé. Recommencez les mêmes opérations pour l'autre côté. À la fin, attachez votre tresse avec un élastique. Si vous aimez le côté décoiffé, il suffit de tirer quelques cheveux pour aérer votre tresse épi et le tour est joué.

Un chignon tressé, une coiffure indémodable

Le chignon natté est une coiffure qui récolte un succès impressionnant auprès des mariées.

Commencez par créer une queue de cheval souple, en séparant

vos cheveux en trois parties. Réalisez maintenant une tresse à partir de la section droite puis celle du milieu et ensuite la gauche. Rassemblez les trois nattes en une seule grosse tresse et tournez l'ensemble à la façon d'un chignon, en fixant des épingles sur l'élastique de la queue de cheval. Et voilà, votre bun tressé est parfaitement réussi !

À noter, les tresses s'adaptent superbement aux voiles et accessoires pour cheveux (fleurs, tiare...). Pourquoi s'en priver ?

.... **Mon conseil** ....
Vous n'avez rien compris à mes explications ? Pour vous faire une meilleure idée de ces deux versions tressées, direction YouTube où ces coiffures font l'objet de milliers de tutoriels !

Parole de **coiffeurs** : *vous avez des* **questions?**

Que faire si le temps est apocalyptique, si je veux des extensions ou si j'ai les cheveux fins ? Des coiffeurs professionnels confient leurs tips and tricks.

Je souhaite lâcher mes cheveux longs pour mon mariage, mais j'ai peur que le vent réduise à néant tous mes efforts beauté

L'astuce Si vous désirez conserver votre longueur, misez sur une coiffure à mouvement plutôt qu'un lissage baguette. Optez par exemple pour des ondulations, des crans ou des mini-vagues. Essayez de maintenir les mèches entourant votre visage (les plus gênantes en cas de bourrasque) avec des pinces invisibles ou au contraire fantaisie. Pulvérisez un nuage de laque, et laissez le vent jouer avec votre chevelure !

Je vais me faire poser des extensions à l'approche du mariage. Puis-je le faire quelques jours avant ?

L'astuce Il est vrai que les extensions peuvent transformer une chevelure en incroyable crinière, et ce, en quelques heures à peine ! Attention toutefois à choisir des extensions de très bonne qualité. Renseignez-vous auprès de votre coiffeur sur les prix et les différents types de fixation, de cheveux proposés. Faites un test plusieurs semaines avant le mariage, car certaines personnes éprouvent des maux de tête après la pose et ne souhaitent pas les conserver.

Mes cheveux sont secs et mes pointes fourchues. Faut-il tout couper ?

L'astuce Pour en finir avec les longueurs sèches et les fourches, je vous recommande le lissage brésilien ! Ce traitement de fond à base de kératine vous garantit un résultat bluffant. Vos cheveux seront denses, brillants, sans frisottis — même sous la pluie — et en pleine santé. L'effet du lissage brésilien dure environ 4 mois.

Mes cheveux sont fins et glissent quand ils sont attachés. Que faire, dire adieu à ma coiffure de mariée ?

L'astuce Faites confiance à votre coiffeur ! Même si vos cheveux sont extrêmement fins, il trouvera évidemment une solution. Certains produits coiffants ont, par exemple, des effets densifiants et texturisants. Ils permettent ainsi de créer de la matière même quand il n'en existe pas ou peu.

Soins *cheveux* : *je mise* sur *l'huile !*

Pour que vous n'ayez pas un chignon raplapla ou une coiffure ébouriffée le jour de votre mariage, pensez à prendre soin de vos cheveux quelques mois à l'avance. Les huiles de ricin, argan, olive, bourrache, lavande, camélia, mille-pertuis, amande douce constituent le nec plus ultra pour une tignasse de rêve.

Shampooings et huiles essentielles

Tout d'abord, il faut connaître les huiles adaptées à votre type de cheveux. Qu'ils soient secs, abîmés, normaux, mixtes ou gras, il y a sûrement une huile adaptée. Pour une chevelure de nature sèche, optez pour les huiles végétales à base d'abricot, d'avocat, de jojoba, de ricin (pour le soir uniquement, car très visqueuse) ou d'amande douce. Elles conviennent également aux cheveux normaux. Si votre crinière est plutôt grasse ou mixte, utilisez des huiles sébo-régulatrices telles que l'avocat et la noisette.

Mélangées à vos soins capillaires (votre shampooing par exemple), les huiles essentielles* comme le genévrier, l'eucalyptus, la lavande, le camélia ou l'argan nourrissent en profondeur. Il est temps de s'y mettre pour des cheveux forts et brillants le grand jour venu. Quant aux huiles végétales d'olive, tournesol, coco et jojoba, elles permettent de stimuler la croissance et la vitalité !

Masques, bains d'huile ou soins sans rinçage ?

Pour une crinière plus belle que jamais, les masques et les bains pour cheveux à base d'huiles végétales sont également une option efficace. Huile de ricin, sésame, argan, karité... Pour une chevelure éclatante et revitalisée, faites un bain avec de l'huile de ricin, avocat, tournesol, olive, noix de coco ou jojoba. En effet, sous forme de bain

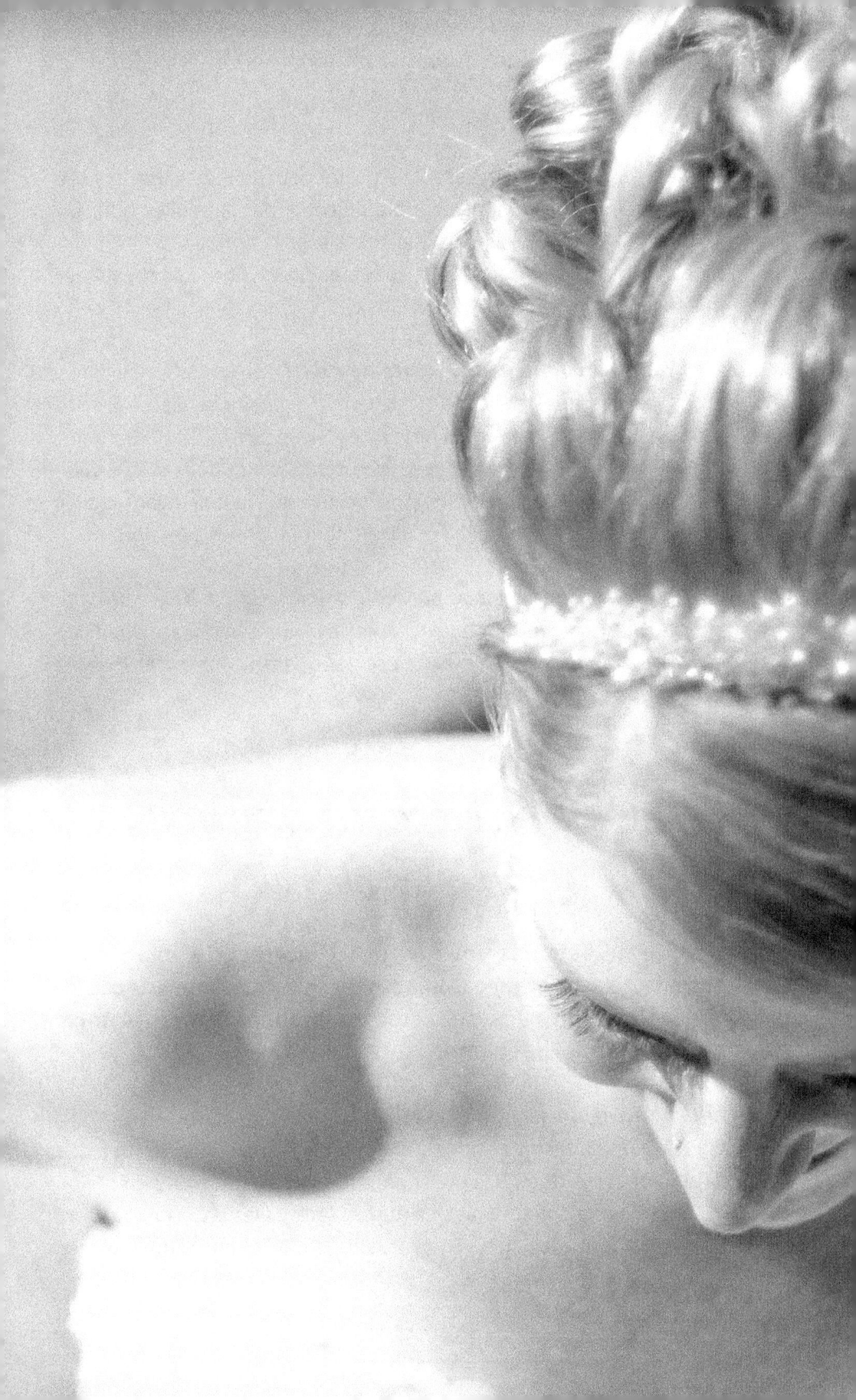

ou de masque, elles nourrissent en profondeur sans fragiliser la fibre capillaire. Il est également possible de combiner les huiles pour un résultat maximal. Après quelques essais, sélectionnez tout simplement les huiles que vous jugez adaptées pour votre cuir chevelu et mélangez-les.

Des yeux de biche avec l'huile de ricin !

N'oubliez pas que l'huile de ricin permet également d'accélérer la repousse et de donner du volume aux cils et sourcils. Il suffit de faire une application quotidienne avec un coton-tige ou une brosse à mascara (bien propre et nettoyée), de préférence le soir avant d'aller dormir. Le résultat est visible en seulement quelques semaines !

ATTENTION : il ne faut jamais appliquer directement une huile essentielle pure sur la peau (sauf exception). Veillez toujours à mélanger une huile essentielle avec un peu d'huile végétale selon les dosages préconisés. Demandez conseil à votre pharmacien.

C'est *l'heure du brunch* (*pour mes cheveux*)

Non, je ne vais pas vous livrer ici ma recette secrète de l'omelette au fromage. Mais sortez quand même vos œufs, vous allez voir, vos cheveux vont apprécier ce brunch parfait pour le week-end.

On se shampouine !

Qui n'a jamais tester l'effacité d'un jaune ou d'un oeuf entier dégoulinant sur la tête ? Pour le shampooing, il suffit de deux œufs et d'une cuillère à café de miel, ça marche à tous les coups. Sinon, on peut aussi, pour les cheveux gras, substituer le miel à du rhum et n'utiliser que les blancs d'oeufs. Si vous n'êtes pas très branchée omelette, essayez le mix d'un citron et d'un concombre (s'adapte à tout type de cheveux). Pour les fans de bicarbonate, la quantité proportionnelle est de 1 cuillère à soupe de bicarbonate dans un verre d'eau.

On rince

Eau chaude ou eau froide ? Chacun a sa théorie. Mais incontestablement, l'eau froide pour un dernier rinçage donne de l'éclat à la chevelure. Néanmoins, on peut rincer avec d'autres produits pour encore plus de brillance. La bière, diluée ou non dans de l'eau booste les reflets et nourrit le cuir chevelu. Soyez rassurée, c'est sans odeur. Le plus utilisé et apprécié est sans doute le vinaigre (de cidre ou pomme). En plus de l'éclat, vos cheveux se démêlent facilement, ils sont doux et sans pellicules : 2 c.à.s de vinaigre pour 1 litre d'eau. Et hop, une dernière recette à base de miel (attention, il peut éclaircir la couleur des cheveux !) : diluez 1 c.à.s de miel dans 1 litre d'eau. Ça hydrate, nourrit, lisse et fait briller.

On hydrate

Une à deux fois par semaine, pour les cheveux secs, appliquez et laissez au repos pendant 15 minutes le mélange d'un jaune d'œuf, de 1 c.à.s d'huile d'avocat et 1 c.à.c de miel. Le problème des cheveux gras, c'est surtout cet effet collant avec l'impression qu'ils sont sales. Le combo suivant est à faire au moins une fois par semaine pour des racines sans surplus de sébum : il suffit de mélanger un yaourt et un citron et de laisser poser une dizaine de minutes !

*Et mes **sourcils** :*
*on y touche **ou pas?***

Vos sourcils racontent une histoire. Chaque fois que vous vous exprimez ou transmettez des émotions, ils parlent avec vous. Ils constituent l'une des caractéristiques les plus importantes du visage, et sont pourtant si souvent négligés. Mise au point !

Pour des arcs parfaits, vous avez au choix deux méthodes : la cire ou la pince à épiler. L'épilation à la cire peut s'avérer moins douloureuse, mais il est difficile de la faire soi-même à la maison. L'épilation à la pince quant à elle vous donne plus de contrôle, puisque vous arrachez un seul poil à la fois. Voici quelques conseils pour obtenir l'arc parfait.

À la pince

Pour commencer, vous devez sélectionner le bon outil pour saisir le poil en toute sécurité. Selon moi, la pince « crabe » est la meilleure pour attraper ce qui dépasse ! Avant l'épilation, appliquez de la glace sur le front pour engourdir les terminaisons nerveuses. Pour déterminer les lignes à épiler, utilisez un crayon gras clair (ou brun si vous êtes très blonde) pour dessiner et remplir la forme que vous souhaitez, puis retirez les poils en dehors de ces lignes. Si vous ne savez pas où vos sourcils doivent commencer et se terminer, tenez un crayon long et fin (ou un pinceau) verticalement, bien droit, le long du côté de votre nez, puis ôtez tous les poils qui dépassent de la ligne du crayon vers le centre. Ensuite, basculez l'angle du crayon vers l'extérieur à partir de la partie inférieure du nez vers le coin extérieur de l'œil et épilez les poils qui s'étendent à l'extérieur du crayon (côté tempe). Tendez fermement votre peau avec le bout des doigts lorsque vous tirez le poil, cela atténuera la douleur.

Veillez à conserver l'arc naturel de vos sourcils et n'enlevez que le superflu. Arrêtez-vous souvent pour vérifier la symétrie entre vos deux sourcils.

Ton sur ton

Si vous souhaitez maquiller vos sourcils, pensez à choisir une teinte 1 ou 2 tons plus clairs que leur couleur naturelle (ou celle vos cheveux). Optez pour du maquillage à sourcils et non des crayons pour les yeux. Les fards, crayons, feutres ou mascaras les plus utilisés pour les sourcils sont parfois surprenants au premier abord, car ils sont souvent gris, taupe, kaki, brun-doré. Gardez la main légère surtout, ne remplissez pas l'intérieur de vos sourcils à coups de gros traits épais. Tracez de minuscules lignes, puis brossez. Reculez-vous, vérifiez le résultat et ajoutez un peu de couleur si nécessaire. Pour terminer, un petit pshiiit de laque sur un goupillon (ou une brosse à dents). Coiffez dans le sens de la pousse. Et... *voilà* !

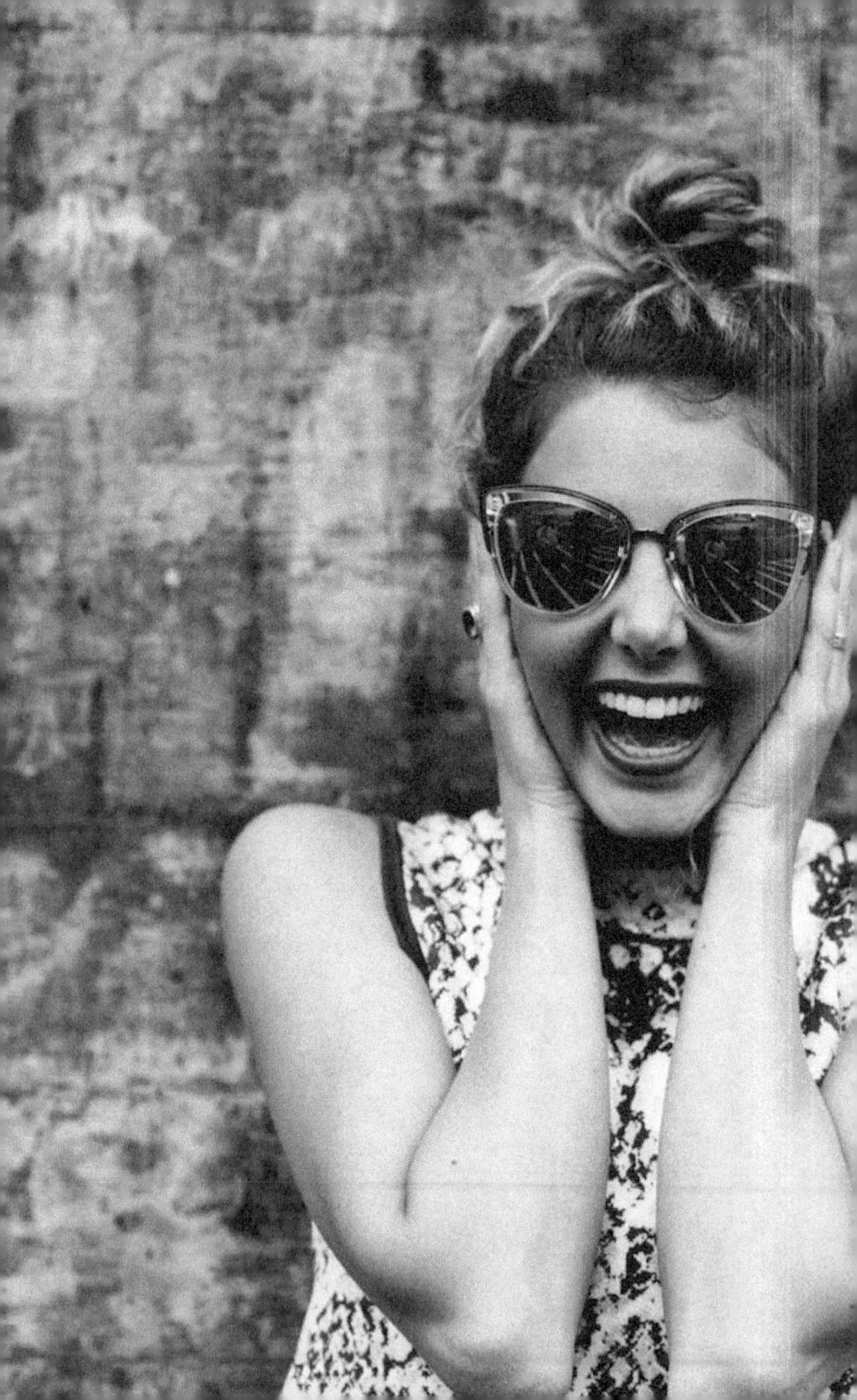

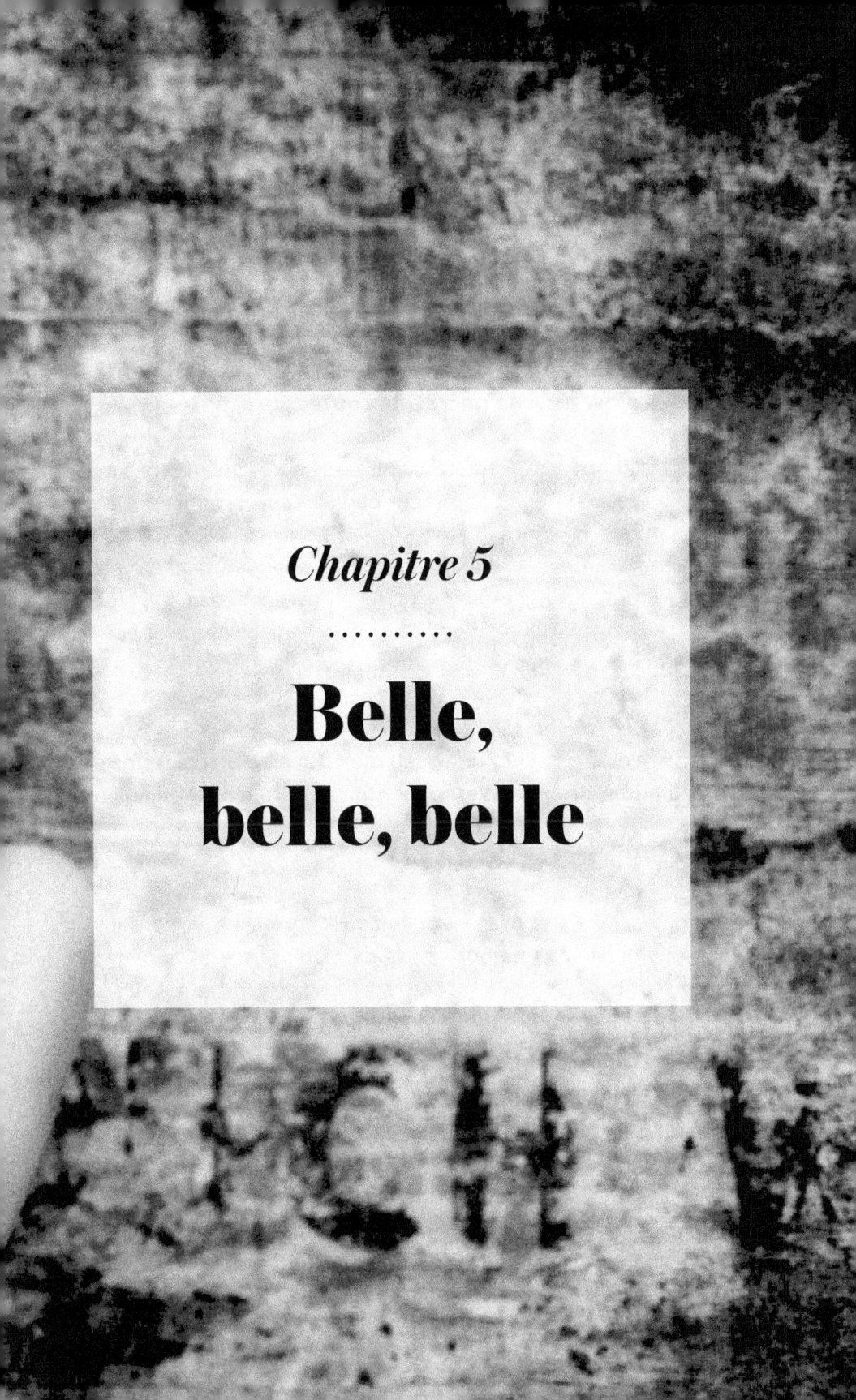

Chapitre 5

....

Belle, belle, belle

Un teint... glowy !

L'effet triple couche de fond de teint, non merci ! Aujourd'hui, le teint glowy (du verbe to glow en anglais qui veut dire « rayonner ») est sur toutes les lèvres. Normal, il inspire la pureté, la fraîcheur, le zéro défaut. Croyez-le ou non, ce glow est à la portée de toutes...

C'est décidé, on laisse de côté les make-up surchargés au profit d'un teint sain et pur de pré-ado ! Pour obtenir ce glow lumineux et brillant, sans pour autant avoir l'impression d'avoir la « peau grasse », les dernières avancées cosmétiques représentent de véritables alliées. À nous les produits riches en hydratation (mais non-gras), repulpants, et dotés de particules réflectives (et subtilement nacrées) pour un teint lumineux en deux-trois mouvements !

Glow, mode d'emploi

Première étape, gagner une peau radieuse avec un épiderme sans irrégularités, des pores resserrés et une micro-circulation bien activée.

Ma peau

Votre routine « nettoyage et démaquillage » est indispensable le soir (même si vous ne portez pas de maquillage) ! Si vous avez la peau sensible/réactive et/ou sèche, privilégiez par exemple les eaux micellaires à l'eau du robinet, souvent trop calcaire. Si vous avez la peau normale, optez pour un nettoyage au gel doux moussant ou à l'huile démaquillante. En cas de peau grasse ou mixte, misez toujours sur des formulations douces et légèrement exfoliantes sans grains (à l'acide lactique par exemple) pour ne pas agresser votre peau. Le mot d'ordre : *douceur* !

Ensuite, armez-vous de votre duo préféré : sérum + crème hydratante légère (pour les peaux mixtes/grasses) ou onctueuse (pour les peaux normales à sèches). Réchauffez votre sérum entre les mains et apposez-le tout en massant votre visage (pour réactiver la circulation). Poursuivez par l'application de votre crème de jour ou de nuit. Une fois par semaine (pour les peaux sensibles) ou deux (pour les autres types de peau), offrez-vous quelques minutes d'exfoliation douce. Sur peau humide, faites des mouvements circulaires légers avec votre produit exfoliant (ou un simple gel nettoyant si vous possédez une brosse visage manuelle ou électrique type Clarisonic), en accordant une attention particulière sur la zone T (nez, front et menton). Rincez, puis laissez poser une dizaine de minutes un masque « éclat » et hydratant. N'oubliez pas le cou et les mains pendant que vous y êtes !

Mon make-up

Fond de teint | Pour un teint transparent, lumineux et léger, choisissez de préférence une texture liquide illuminatrice (en fond de teint ou crème teintée) adaptée à votre type de peau. Je vous recommande de la travailler avec une éponge bien propre. Pourquoi une éponge ? L'idée est d'apposer (en tamponnant) la matière la plus fine possible sur le visage, tout en obtenant une couvrance parfaite. Évitez surtout les couleurs trop sombres qui vieillissent ! Testez des teintes en adéquation avec la couleur de votre visage... et du cou ! Pour terminer, un voile de poudre libre pour fixer. Pour les peaux mixtes/grasses, insistez sur la zone T.

Blush | Choisissez des nuances légères contenant des microparticules d'or ou de nacres pour un effet « bonne santé » assuré ! Souriez et appliquez votre blush sur la partie bombée des joues, mais ne remontez pas jusqu'aux tempes. Mes couleurs préférées : pêche, rose corail et fuchsia.

Highlighter ou enlumineur | Souvent présenté sous forme de stick ou de crème compacte, l'enlumineur permet d'ajouter de discrètes pointes de lumière là où il est bon de briller ! Les zones : au-dessus des pommettes, sous les sourcils, sur l'arête du nez et sur l'arc de cupidon (la pointe de votre lèvre supérieure).

Le secret du glow parfait

Il y a une grande différence entre un teint glowy et celui d'une boule à facettes. Alors, comment irradier de fraîcheur et briller de perfection sans avoir l'air de sortir d'une heure de cardio-training ?

Créez la lumière

Toutes mes excuses à celles qui voudraient un glow en deux secondes. Je vous le dis tout de suite, il faut un minimum de *préparation*. Pourquoi ? Parce que cet effet de fraîcheur n'est pas qu'en surface, il vient aussi de l'intérieur. En clair, il faut que votre épiderme soit aussi en super forme ! La clé est évidemment l'hydratation... boire de l'eau et hydrater votre peau avec une crème adaptée. Vous pouvez également miser sur un soin éclaircissant pour plus d'éclat.

Exfoliez !

Que vous choisissiez un peeling, un gommage, ou un nettoyant glycolique, rien de tel qu'une bonne exfoliation pour se débarrasser des cellules mortes. En fonction de la sensibilité de votre peau (les épidermes sensibles éviteront par exemple les produits à grains), utilisez un exfoliant une à deux fois par semaine pour garder un teint ultra frais.

Doux doux doux

Il n'y a pas que le glow de votre teint que vous puissiez travailler, il y a aussi tout le reste du corps ! Avant la douche, on se brosse à sec des pieds jusqu'aux bras (avec une brosse en bois à poils doux) pour réactiver la circulation sanguine et gommer les cellules mortes. Un vrai coup de fouet !

Le masque hydratant

Voici une étape qu'on oublie facilement : le masque. Profitez d'un moment de calme pour vous offrir une séance d'hydratation intense. Une à deux fois par semaine, appliquez une couche généreuse d'un

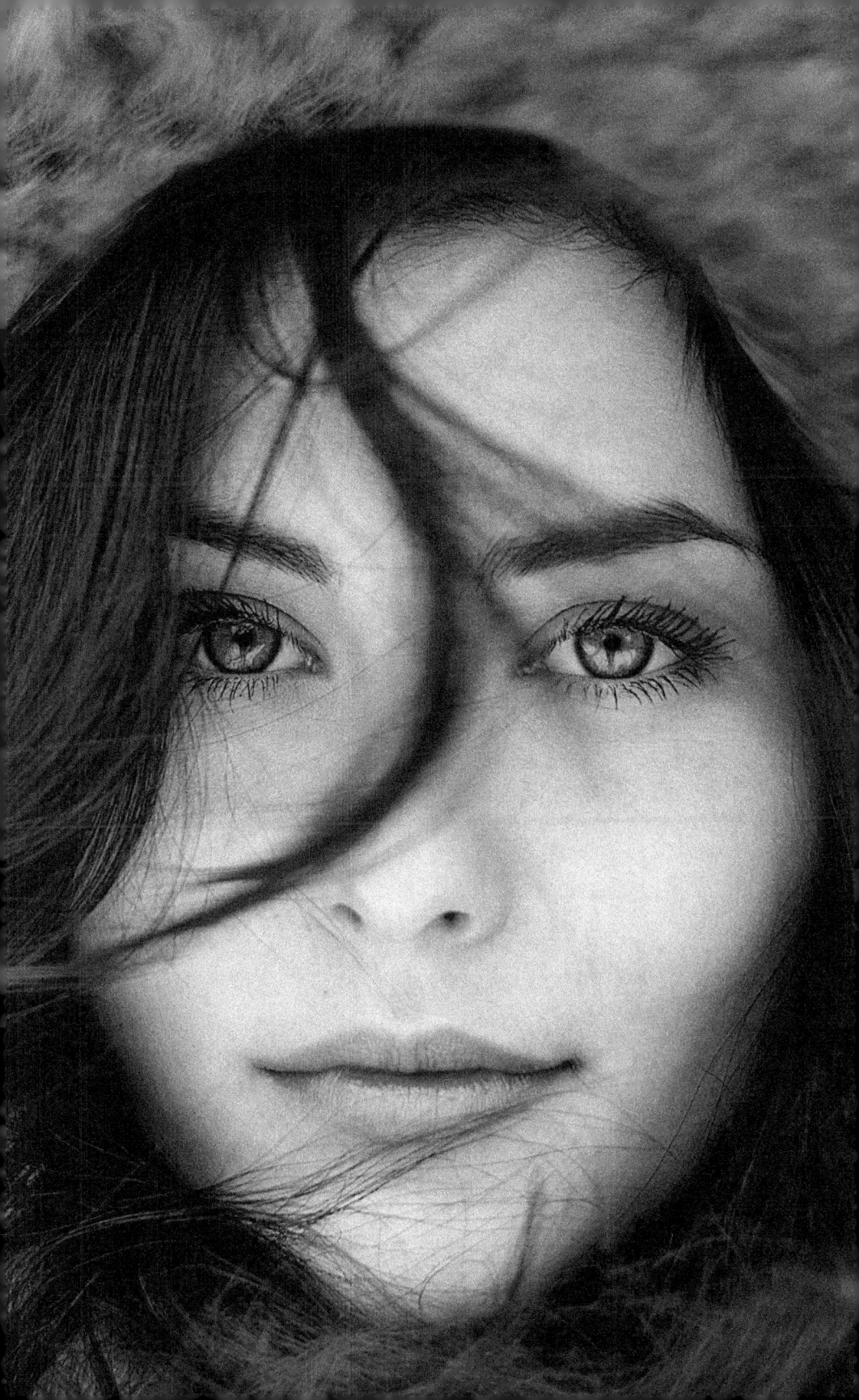

soin hydratant (ou éclaircissant) sur la peau du visage, le cou et les mains. Si votre épiderme est du genre assoiffé, ne rincez pas le produit à la fin du temps de pose. Massez-vous jusqu'à complète absorption. Peau repulpée garantie.

Misez sur l'huile pour le visage

Pendant longtemps, les huiles de visage ont eu mauvaise réputation. On imaginait qu'elles obstruaient les pores, provoquaient des éruptions cutanées et créaient du sébum en excès. Aujourd'hui, les huiles reviennent en force et constituent d'excellentes alliées beauté !

· · · · · · · · · · · · · · · · · ·   **Mon conseil**   · · · · · · · · · · · · · · · · · ·

Réchauffez quelques gouttes d'huile entre vos mains (l'huile de jojoba est ma préférée, car elle convient à la majorité des peaux), mélangez-la à votre fond de teint liquide pour un effet éclatant, et un glow parfait.

L'enlumineur ou highlighter

Pour parfaire un teint glowy, n'oubliez pas la touche lumière ! À l'aide de votre enlumineur (appelé aussi « highlighter »), tapotez un peu de matière sur le haut des pommettes, les os du front et le menton, et le coin interne de l'œil.

Un make-up **healthy** *et frais* pour dire « **oui** »!

Tic tac, tic tac... Il est temps de réfléchir à son make-up pour le grand jour. Si comme moi vous n'aimez pas l'effet multi-couches, voici quelques idées pour que votre maquillage soit naturel et lumineux. Nude ou glowy : à vous de choisir !

Look total nude

Halte au make-up trop chargé ! Le teint nude est le choix privilégié pour un maquillage minimaliste mais chic. Le teint ultra-naturel est parfaitement adapté à une peau saine et impeccable. Il est donc indispensable de soigner la peau de votre visage quelques mois à l'avance (prenez rendez-vous dès aujourd'hui avec votre dermato préféré) !

Le teint

Pour un teint nude, place aux fonds de teint légers translucides du type BB ou CC Crème. Choisissez plutôt ceux qui offrent une matité longue durée et de la lumière pour l'éclat. Après avoir hydraté votre visage, appliquez une base de teint, puis le fond de teint à l'aide d'un pinceau sur les zones stratégiques. Pour un aspect « bonne mine naturelle », préférez la BB Crème « dorée » qui ne laisse pas de démarcations. Enlevez le surplus avec une éponge si c'est nécessaire ! Puis, sculptez vos joues à l'aide d'un blush rose ou corail pour les teints clairs, et abricot pour les carnations plus foncées. Prenez ensuite un gros pinceau pour fixer le tout avec une poudre libre translucide !

Les yeux

Avec une brosse, disciplinez vos sourcils, puis intensifiez leur couleur à l'aide d'un crayon. Prenez maintenant une ombre à paupières taupe ou beige foncé et appliquez, avec un pinceau, une couche fine sur la paupière mobile. Pour illuminer le regard, utilisez un crayon khôl brun doré sur la muqueuse de vos yeux et sur les cils supérieurs. Estompez la couleur sur la paupière mobile pour offrir un dégradé naturel. Pour éclairer les coins internes, prenez un fard doré plus mat. Terminez le maquillage des yeux par une touche de mascara noir profond (waterproof) pour ourler les cils sans les alourdir !

Les lèvres

Le rouge à lèvres nude peut s'adapter à toutes les carnations. Pour sublimer le reste du maquillage et avoir des lèvres irrésistibles, mieux

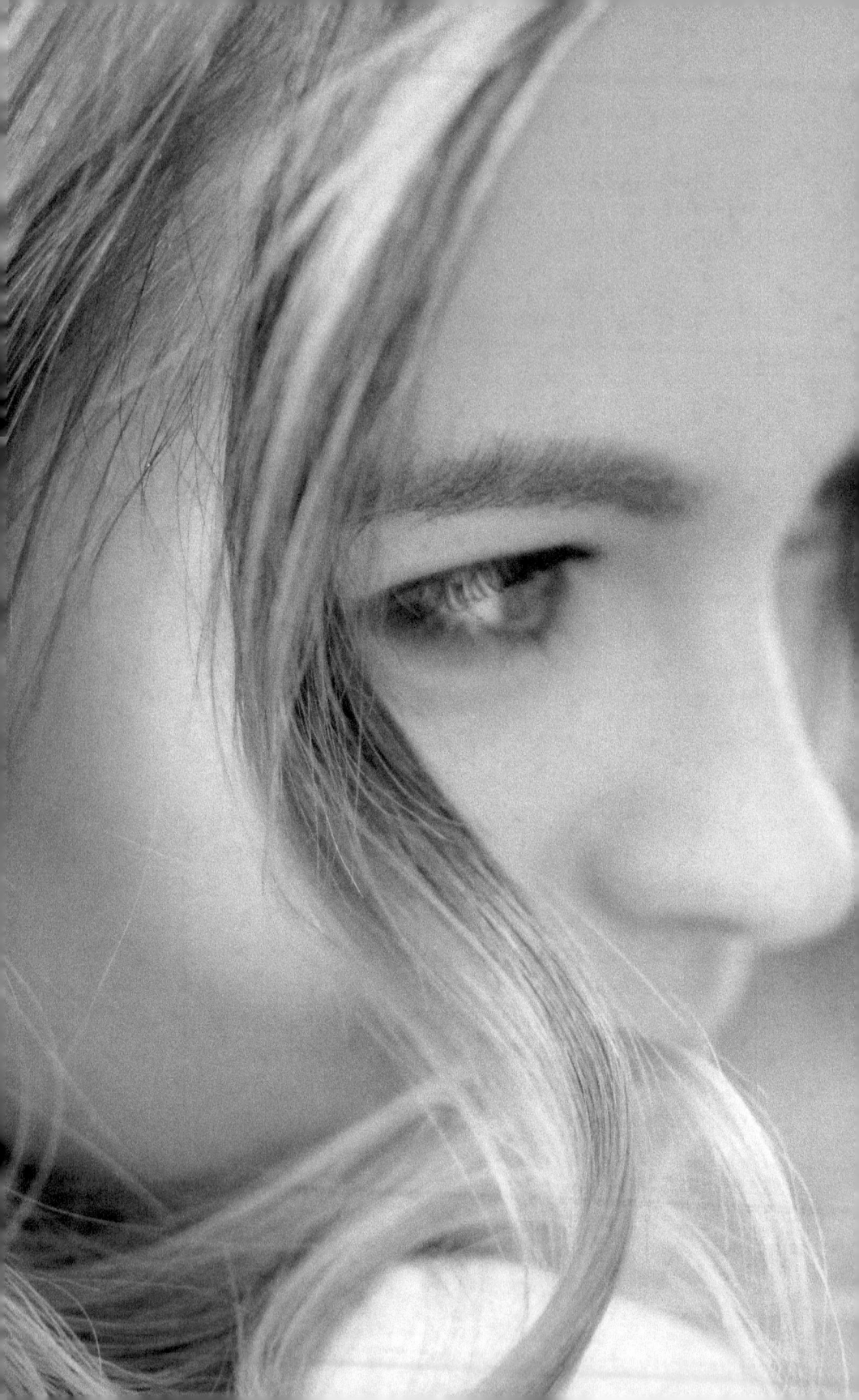

vaut opter pour un ton nude rosé. N'oubliez pas de bien dessiner le contour des lèvres avec un crayon beige. Estompez le trait avec les doigts ou un pinceau avant d'appliquer le rouge à lèvres.

Version glowy

Si vous n'êtes pas trop fan du « mat », mais folle de lumière et de brillance (contrôlée), vous êtes une glowy girl !

Le teint

Comme nous l'avons vu précédemment, on ne saute pas la case « hydratation » de la peau si on veut du glowy ! Pour un visage plus lisse, pensez à faire un léger gommage au préalable. Afin de booster le reflet de lumière, utilisez un sérum et une crème de jour très hydratants pour illuminer votre teint. Pour celles qui ont la peau sèche, l'huile visage est tout à fait adaptée ! Appliquez ensuite une base de teint pour apporter un voile lumineux. Et pour un effet légèrement satiné, tapotez à l'aide d'un pinceau en éventail, un enlumineur sur le dessus des pommettes, des tempes et des arcades sourcilières.

Si vous utilisez un fond de teint, les formules fluides sont excellentes pour obtenir plus de brillance. Pour un rendu plus naturel, apposez votre fond de teint à l'aide d'une éponge en mousse épaisse (type Beauty Blender chez Sephora/Birchbox). Pour un effet bonne mine, n'oubliez pas d'appliquer, à l'aide de vos doigts, une touche de blush (gel ou crème) sur l'os des pommettes. Vous pouvez opter pour un blush corail (j'adore le Coralista chez Benefit) légèrement irisé.

Poudrez uniquement la zone T (front, nez, menton) avec une poudre transparente très fine.

Les yeux

Tout d'abord, soulignez le regard avec un crayon khôl. Préférez un trait type « eye-liner » sur la paupière mobile plus épais que sur le ras des cils inférieurs. Pour un effet glowy, appliquez un fard rose pâle sur la paupière mobile. Sublimez vos yeux avec un crayon/

fard champagne dans le coin interne de l'œil. Donnez à vos yeux plus de lumière en apposant un peu d'enlumineur sur l'arcade de l'œil. Et pour terminer, un coup de mascara noir ou brun foncé waterproof !

Les lèvres

Comme le visage est déjà très... éclatant, choisissez un rouge à lèvres de couleur naturel comme le beige ou le rose. Avec un pinceau, commencez l'application par l'arc de cupidon et poursuivez jusqu'à la lèvre inférieure. Ajoutez une pointe d'enlumineur sur votre arc pour donner du volume et du sexy aux lèvres.
Le petit + : une touche de gloss si c'est une version « non collante ».

Contouring, strobing... késako ?!

Ces derniers mois, le contouring est devenu la technique fétiche de toutes les beautistas pour redessiner les contours de son visage. Lancée sur les réseaux sociaux par Kim Kardashian, cette nouvelle addiction est en fait très ancienne, car le contouring a toujours été très en vogue dans les studios de cinéma. Mais le contouring a déjà trouvé concurrence ! Une nouvelle tendance make-up fait le tour de la toile : le strobing. Vous en avez entendu parler ?

Différence entre contouring et strobing

À peine remis au goût du jour, le contouring se voit détrôné par le strobing. Si le contouring vise à redessiner la forme du visage grâce à un jeu d'ombre et lumière, le strobing consiste à modeler un teint plus naturel et glowy (lumineux) grâce aux enlumineurs. Avec le strobing, vous illuminez certaines zones du visage que vous voulez mettre en valeur. Que ce soit la ligne du nez, le milieu du front ou encore les pommettes. Ces zones attireront la lumière. En bref, le strobing est idéal pour un teint glowy alors que le contouring consiste en un make-up plus mat, plus technique, et intéressant pour redessiner les contours du visage (notamment si vous souhaitez des photos de mariage en noir et blanc).

Strobing : pour qui ?

Si vous appréciez les teints nude, frais et polaire, le strobing est fait pour vous ! Et parce que vous allez attraper la lumière, cette technique se destine surtout à celles qui ont une peau normale à sèche. En effet, les peaux grasses qui sont déjà brillantes naturellement n'ont pas besoin de plus de lumière. Toutefois, le strobing nécessite une peau bien hydratée avant de le réaliser pour un meilleur résultat.

Comment se faire un joli strobing ?

Pour réussir votre strobing, voici les étapes à suivre. Commencez par un enlumineur de teint plus clair que celle de votre carnation. C'est cet enlumineur qui va illuminer votre teint. Il est donc essentiel de bien le choisir. Mon conseil : misez sur des teintes « champagne » plutôt que des « blancs ». Appliquez-le avec le doigt, ou un pinceau éventail, là où la lumière accroche, notamment au-dessus du sourcil, les pommettes, la ligne du nez, le menton, la mâchoire ou encore le dessus des lèvres (l'arc de cupidon). N'hésitez pas à en ajouter sur vos clavicules si vous portez une robe décolletée le jour de votre mariage. Terminez avec une poudre libre pour fixer votre maquillage.

Contouring ou strobing ?

Contouring et strobing sont deux méthodes complètement différentes. Si la première mise sur les formes du visage pour le sculpter et le modeler, la deuxième technique offre un résultat plus rayonnant pour un make-up de mariage. Toutefois, les deux techniques peuvent être associées pour un résultat optimal. Pourquoi ne pas façonner son nez avec un contouring puis donner un coup d'éclat à la courbe des pommettes en la mettant en lumière avec un enlumineur de teint ? N'hésitez donc pas à tester seule ou avec votre maquilleuse afin de choisir le plus beau make-up pour le jour J !

Quelle **couleur** *pour mes* **yeux ?**

Quel maquillage mettra en valeur votre regard ? C'est une question qu'on se pose souvent. Alors voici quelques pistes pour explorer certaines associations. Une petite précision : il n'y a, selon moi, pas vraiment de règles en la matière, l'important est de suivre votre instinct et surtout vos envies.

Pour les yeux bleu ou gris-bleu : afin d'intensifier le regard, mieux vaut choisir un fard de couleur orangé sur la paupière mobile, avec un trait de crayon brun sur le ras des cils. Pour plus de sub-tilité, adoptez des teintes sombres comme le marron, le violet et le bleu ! Pour les yeux gris, les couleurs à privilégier sont surtout le bleu marine, le marron, le violet foncé et le noir. Pour que le regard soit lumineux, craquez pour un trait de crayon khôl… cou-leur melon ou rosé !

Vous avez des yeux marron et avez envie de rehausser votre regard ? Les ombres à paupières de couleur gris métallisé ou bleu nuit vous iront à merveille ! Commencez par réaliser un trait de crayon au ras de cils supérieurs. N'oubliez pas de l'estomper avec un pinceau pour garder un effet naturel. Pour sublimer le regard, posez un trait d'eye-liner sur le ras des cils et terminez par une touche de mascara sur les cils.

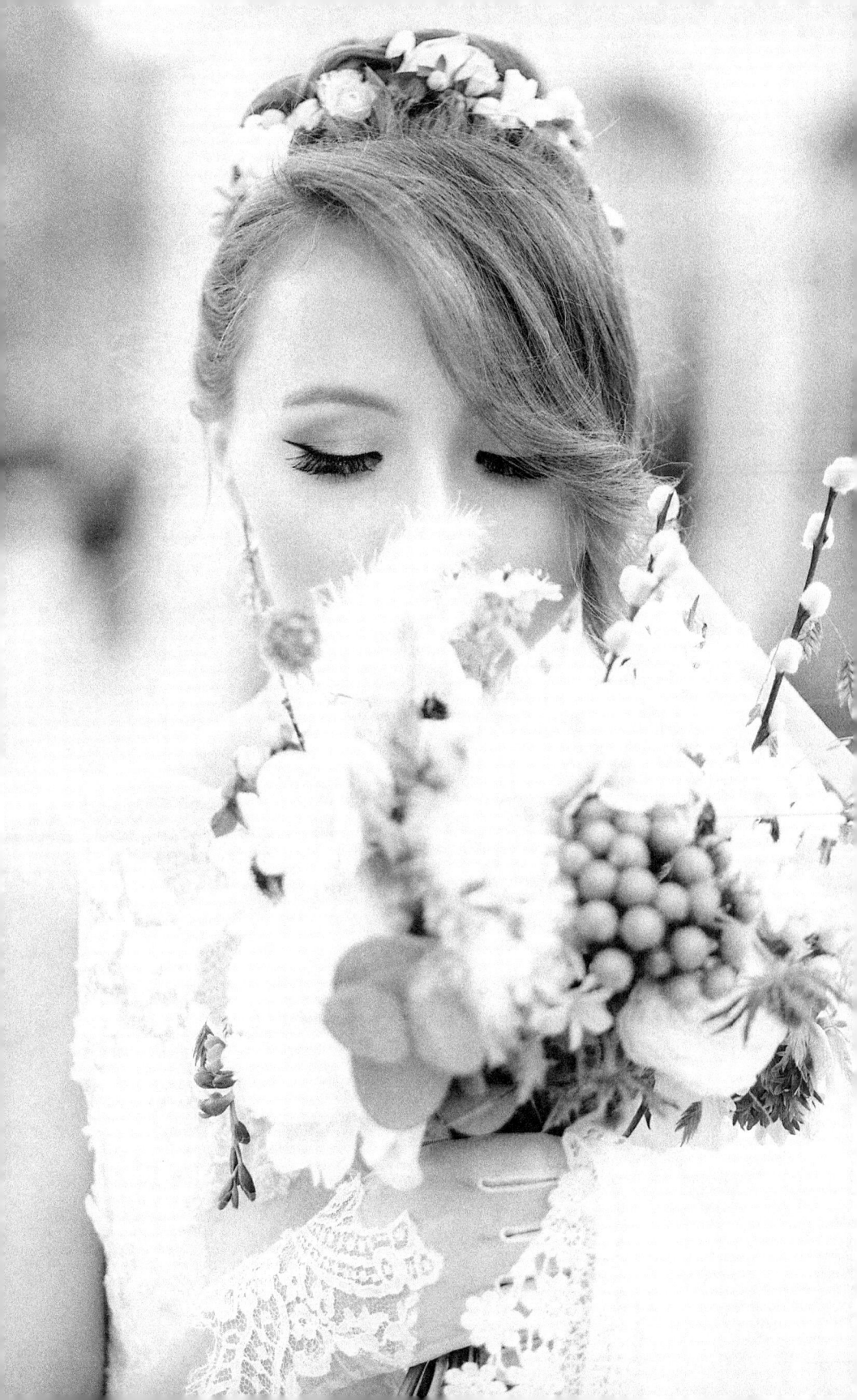

Pour maquiller des yeux vert, vous pouvez porter votre choix sur des fards cuivrés, rose, lilas, mauve ou violet. Pour les rehausser, optez pour un crayon khôl bordeaux pour faire le trait au ras des cils. Le noir vous donnera également un regard charbonneux très... captivant. Si vous aimez le gris, mieux vaut adopter le smoky-eye gris perle. Pour le mascara, osez le violet !

Si vous avez des yeux noir, ébène ou noisette, toutes les teintes un peu métalliques sont une bonne option. Préférez plutôt les fards aux couleurs violine ou bleu électrique. Côté crayon, le vert métallisé est parfait. Misez sur un regard à la fois intense et glamour en utilisant des ombres à paupières brun ou beige clair, associées à une couleur rouille. Pour intensifier le regard, appliquez un trait d'eye-liner sur la base de la paupière mobile.

4 saisons...
4 possibilités

Printemps, été, automne ou hiver, découvrez ici des soins et make-up adaptés à chaque saison !

Hiver

Ma stratégie soins : Vos pires ennemis sont l'humidité, le vent, le froid sec et le chauffage qui peuvent avoir raison de la santé et de l'éclat de votre peau, et ce, quel que soit son type. Foncez alors sur des soins cocooning très hydratants (même si votre peau est grasse) et choisissez des formules de préférence sans huile pour conserver une peau élastique et fraîche.

Mon make-up : Au lieu de combattre votre pâleur naturelle avec de la poudre de soleil à outrance, camouflez vos rougeurs avec un correcteur vert, puis appliquez un fond de teint crémeux adapté à votre carnation. Jouez de votre teint de porcelaine avec des joues rose ou corail. Soulignez vos yeux avec un mascara noir, des fards à paupières taupe et/ou des teintes claires délicatement irisées que vous pourrez rehausser d'un trait fin d'eye-liner. Terminez votre look par un voile de poudre sur la zone T (nez-menton, front). Pour vos lèvres, badigeonnez-les de baume pour les réhydrater avant de poser votre rouge (vous pouvez également y ajouter une pointe de gloss sur le centre de la bouche).

Printemps

Ma stratégie soins : Comme le temps commence à se réchauffer, allégez vos crèmes si vous les trouvez trop riches. Choisissez des formules plus légères avec une protection UV. Et n'oubliez pas de vous démaquiller matin et soir !

Mon make-up : Pour un teint naturel et printanier, optez pour un fluide hydratant teinté et réchauffez vos joues avec un blush crème pour un effet piquant et glowy. Pour les yeux, misez sur des ombres à paupières pastel et lumineuses comme le lilas par exemple ; soulignez votre ras de cil d'un trait de liner dans une couleur inattendue, comme un prune ou un bleu marine pour créer du pep's. Pour la touche finale, ajoutez un peu de brillant à lèvres de couleur vive, cerise ou prune.

Été

Ma stratégie soins : La chaleur et l'ensoleillement sont de retour, il faut donc penser à bien se protéger contre les rayons UVA/UVB et accessoirement des coups de soleil. Et si votre peau commence à bourgeonner, prenez rendez-vous avec votre dermatologue pour choisir le traitement le plus approprié pour l'été. Certains produits contre l'acné sont photosensibilisants, vous devrez donc privilégier des soins alternatifs... mais sans risque pour vous et votre peau.

Mon make-up : La clé d'un maquillage d'été réside dans la simplicité. Il vous faut éviter tous les produits inutiles et lourds qui pourraient glisser sur la peau. Choisissez des formules légères qui « respirent »

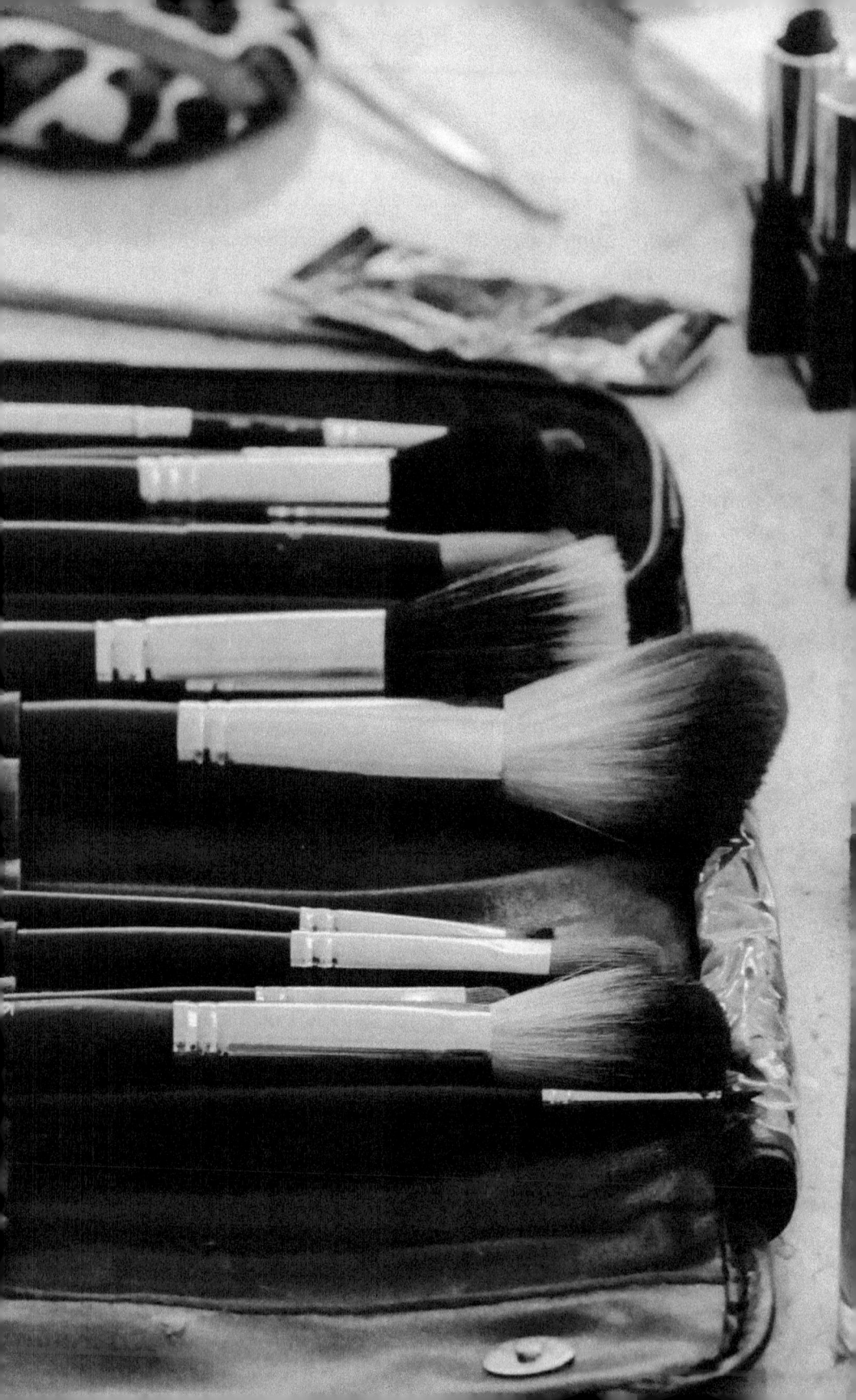

sans vous faire transpirer. Optez pour du waterproof (ombres à paupières, mascara, rouges à lèvres), et n'hésitez pas à porter des couleurs flashy sur les yeux et un gloss léger sur la bouche. Ou inversement !

Automne

Ma stratégie soins : Alors que la légèreté était de mise pendant l'été, la rentrée automnale vous donne des envies de glamour. Si vous souhaitez conserver durablement le léger hâle de vos dernières vacances, pensez à exfolier votre peau une fois par semaine, et nourrissez-la soigneusement avec des formules onctueuses, mais pas grasses.

Mon make-up : Si votre fond de teint d'été est devenu trop foncé, coupez-le avec votre crème hydratante. Réchauffez vos joues avec un blush crème corail pour un effet bonne mine, et craquez pour un smoky eye charbonneux (gris ou taupe) et des lèvres mates et nude.

Viiiiiite, j'ai besoin d'idées !

Une mariée unique en son genre pour un moment unique. Mais il n'est pas toujours évident de trouver un « style » pour se différencier des autres. Afin de vous faciliter la tâche, j'ai sélectionné quelques tendances pour un mariage avec du style ! Vous voulez des looks qui sortent de l'ordinaire ? Lisez la suite !

Rétro

Des boucles !

Parmi les coiffures rétro très à la mode, les cheveux ondulés comme ceux de Marilyn Monroe représentent un must ! Si vous voulez jouer la carte du naturel et de la séduction, ce style est idéal pour vous. Très adapté si vous portez les cheveux mi-longs.

Make-up Pin-up

Débutez par une base hydratante pour fixer votre maquillage. Appliquez ensuite, avec un pinceau, une BB crème adaptée à votre carnation au lieu d'utiliser un fond de teint. Cela vous donnera une mine lumineuse et pleine de fraîcheur. Tapotez une fine couche d'anti-cernes si nécessaire. Fixez l'ensemble avec de la poudre libre pour obtenir un effet mat. Illuminez le dessus de vos pommettes avec une touche de blush rosé ou cuivré. Pour une bouche pulpeuse, tracez son contour avec un crayon velours, estompez puis appliquez un rouge à lèvres mat de couleur rouge-rosé ou corail.

Votre tenue

Ce qu'il vous faut c'est une robe longue à décolleté en voile ou un bustier muni d'une immense traîne. Cela fera ressortir la beauté de votre coiffure bouclée et de votre make-up. Chic, raffinée, séduisante, la robe sera parfaite avec des fleurs rebrodées.

Glamour

La queue de cheval en coque ultra-féminine !

Une queue de cheval épurée est tout à fait réalisable sur des cheveux longs et mi-longs ! Le résultat sera au top ! Adoptée par les stars américaines comme Jessica Alba, Eva Longoria et beaucoup d'autres, cette coiffure fonctionne à tous les coups.

Make-up ultra-glamour

Ce que l'on aime avec le look glamour c'est son côté simple, mais terriblement efficace ! Pour ce style, on copie-colle un make-up à la Charlize Theron pour une beauté folle ! Misez sur un maquillage lumineux avec un regard intense et des lèvres plus discrètes. Pour des yeux de biche, optez pour une extension de cils au lieu de porter des faux-cils. C'est plus résistant ! Pour le teint, après la base, appliquez un fond de teint matifiant. Utilisez un blush rose pâle pour rehausser vos pommettes. Épaississez vos sourcils de façon naturelle avec un crayon ton sur ton. Même opération pour vos cils inférieurs que vous soulignerez avec un trait brun/taupe. Un fard cuivré suffira à sublimer vos jolis yeux. Pour une bouche à croquer, un rouge à lèvres rose pâle ou corail fera l'affaire !

Votre tenue

Pour un look total glamour, une sublime robe de mariée bustier est un must ! Choisissez plutôt une robe qui présente une allure simple, originale et sexy : en dentelle, en attache autour du cou, en tulle, en broderies, avec bretelles strass ou ornées de fleurs, drapée ou asymétrique...

Bohème

Si vous ne voulez pas un mariage guindé avec froufrous, le style bohème vous conviendra parfaitement ! Look chic, mais naturel, coiffure et maquillage minimalistes... vous dites oui ?

Le naturel romanesque !

C'est très simple à réaliser. Exit les brushings sophistiqués ! Pour votre coiffure bohème, votre coiffeur créera un savant mélange de coiffé-décoiffé pour obtenir un joli volume. Et pour donner cet effet romantique et à la fois sauvage, il agrémentera votre coiffure d'un headband en strass, un ruban de satin ou d'une couronne de fleurs. Mettez également une option sur les tresses, vous ne le regretterez pas !

Make-up bohème

On mise sur un regard intense et une bouche très pulpeuse ! Les yeux seront charbonneux. Préparez votre teint selon votre habitude. Une BB crème peut suffire. Pour les yeux, appliquez une ombre paupière marron cuivrée sur les paupières mobiles et estompez la couleur avec un fard brun pailleté. Afin d'apporter plus de lumière, déposez sur l'arcade un fard champagne. Pour le ras des cils, utilisez un crayon khôl nude irisé. Accentuez le regard en tirant un trait d'eye-liner sur la base des cils supérieurs. Estompez-le avec un pinceau pour créer un effet charbonneux, mais plus discret. Utilisez un crayon noir pour la muqueuse et n'hésitez pas à appliquer une touche de mascara sur vos cils ! Pour finir, apposez un gloss orange pêche sur les lèvres puis un coup de blush cuivré sur les pommettes, pour rehausser votre maquillage !

Votre tenue

Si une grande majorité de mariées préfère le style princesse (robe volumineuse et traîne très longue), d'autres privilégient la simplicité avec des robes fluides. Le look bohème se la joue simple, mais raffiné. Ce sont les accessoires qui assurent le show ! Si vous avez déjà opté pour une couronne dans les cheveux, inutile d'en faire trop avec la robe ! Les modèles d'inspiration bohème sont très nombreux, mais la dentelle reste une valeur sûre ! Le modèle en mousseline de soie blanche, en dentelle ou avec des motifs en fleurs brodées constitue un très bon choix !

Toutes les *tendances* du moment

Les défilés haute-couture ont dévoilé les tendances make-up des mois à venir. De New York à Londres en passant par Milan et Paris, les idées de maquillage ne manquent pas pour être à la pointe de la mode. Prenez votre dose d'inspiration !

Saisons automne/hiver

Ce n'est pas parce que le soleil a disparu que l'on doit afficher une triste mine et un teint gris. Côté make-up, la saison automne-hiver fait place aux dark lips qui sont la tendance phare des lèvres. Le

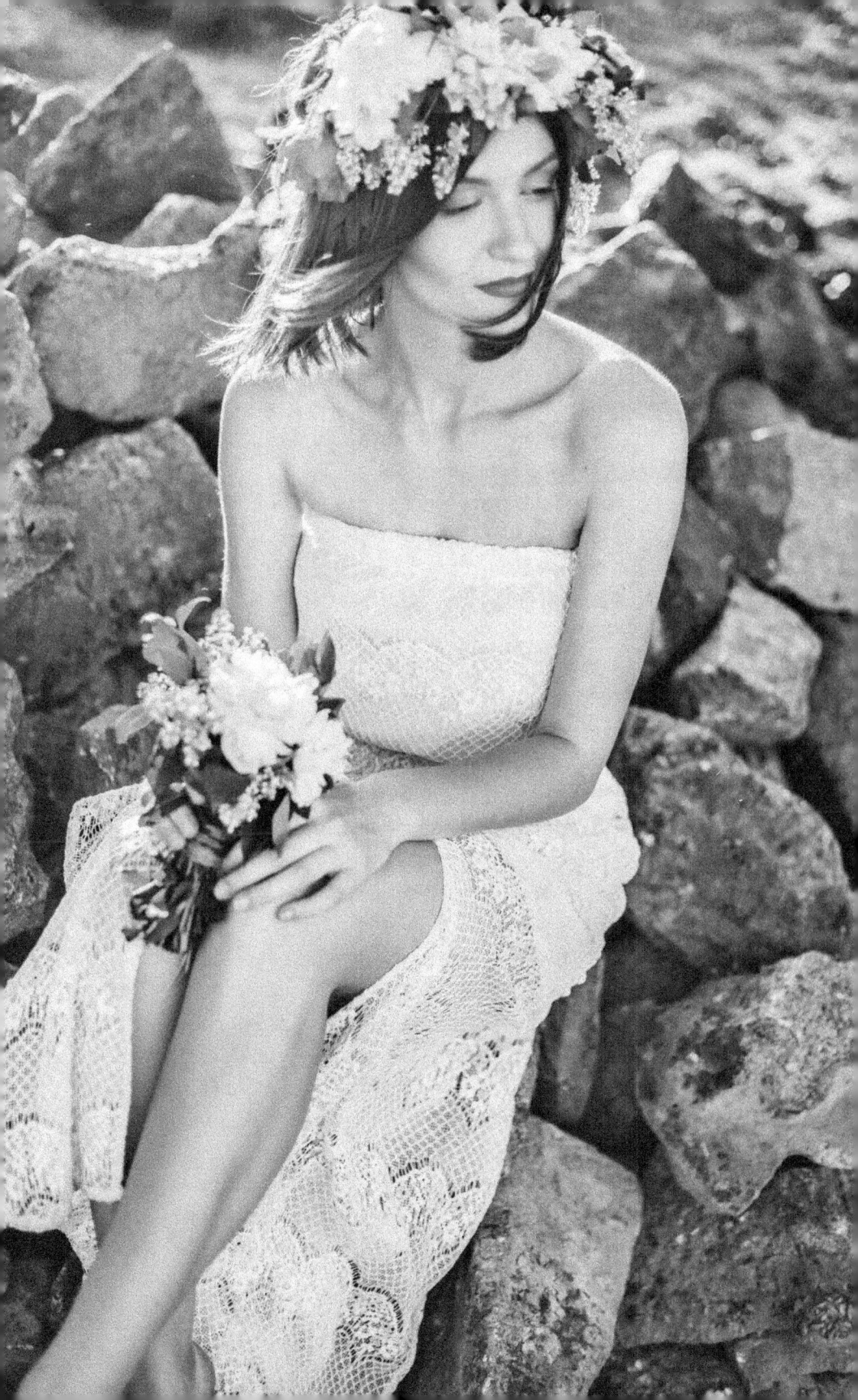

rouge à lèvres rouge-noir est ainsi la base de ce maquillage ultra-foncé. Pour un mariage, c'est un pari risqué... Alors, pourquoi ne pas surfer sur la mode et se tourner vers des rouges profonds en version mate ou glossy, pour une bouche très sensuelle. En outre, les lèvres nude restent très en vogue avec des textures fluides et aériennes comme l'huile à lèvres ou le gloss.

Pour le regard, craquez sur un smoky-eye cuivré des paupières grâce à des couleurs métalliques et intenses. Les teintes chocolat, prune ou vert kaki provoqueront un effet hypnotique sur vos yeux. La tendance dark n'est pas seulement sur les lèvres, elle envahit également les yeux avec des traits d'eye-liner épais et noir parfois décalés au-dessus de la paupière ou sous le regard.

Pour le teint, exit le pêche mat qui a fait fureur pendant tout l'été. Adoptez la version glowy qui s'affiche dans tous les magazines. Lumineux et frais, le glow s'obtient facilement avec un fond de teint réflecteur de lumière, un peu d'enlumineur, et un coup de blush rosé pour rehausser le tout.

Saisons printemps/été

À chaque défilé, on remarque tout de suite la bouche intense aux tons rouges, bordeaux ou orange vitaminé. Les couleurs pêche et framboise sont également ultra-tendance pour des lèvres à... embrasser. Sans aucun doute, le printemps mettra en avant une bouche aux couleurs vives pour un rendu pigmenté. Pour le regard, le bleu électrique habille les yeux et s'invite sur la paupière ou en trait de liner. Au quotidien, cette couleur se marie à la perfection avec un bleu lagon ou un gris anthracite pour un regard plus défini. Le corail irisé ou pailleté fait également partie des couleurs tendance pour avoir des yeux qui pétillent. Choisissez des pigments intenses. Les cils sont les stars de cette saison chez tous les créateurs. À la façon pop art, babydoll, ou pattes d'araignée, les cils ne font pas dans la sobriété. Enfin, pour donner de la lumière au visage et aux yeux, rien de mieux que la teinte champagne et son effet mordoré. Sur les lèvres, le long du nez, le haut des pommettes et au coin interne de l'œil.

Ces maquillages de défilés sont les incontournables des saisons à venir. À adopter ou non, tout dépend de vos envies.

Une seule règle, *écoutez-vous !*

Make-up : petit budget pour un effet maxi !

Peut-on — un seul instant — imaginer faire des économies sur son budget beauté lorsqu'il s'agit de son propre mariage ? Vous non, mais votre banquier... oui ! La solution : réaliser votre make-up de mariée par... vous-même ! Avec un peu d'entraînement, une main légère, et quelques astuces, tout est possible, suivez le mode d'emploi !

Je dispose d'un mini-budget beauté : que faire ?

Il suffit parfois de très peu pour obtenir de grands effets, à condition de faire les bons choix dès le départ ! Si vous disposez d'une toute petite somme d'argent, préférez l'investissement de qualité à l'achat de multiples produits de beauté peu chers, mais qui ne serviront qu'une fois.

En groupe : vous avez entendu parler d'une maquilleuse pro hors pair ? Pourquoi ne pas vous offrir une ou deux séances en compagnie de vos demoiselles d'honneur ! La plupart des make-up artistes proposent des séances « découverte » ou de « perfectionnement » en version « individuel », mais également en groupe. À plusieurs, le prix d'une session est facilement divisé par 3 (voire par 4 !).

Training : testez les écoles de formation en esthétique/coiffure. Vous bénéficierez de tarifs extrêmement avantageux. Les risques sont minimes, car les élèves sont encadrés tout au long de la séance !

Shopping : profitez de la moindre opportunité de consultation ou de maquillage en boutique ! Parfois gratuites, souvent offertes après l'achat d'un ou plusieurs produits, ces sessions de make-up constituent une vraie mine d'or pour faire le plein d'astuces.

Surfez : il suffit de taper « tutoriel maquillage mariage » sur internet pour récolter des millions de réponses en vidéo ! N'hésitez donc pas à tester des tutos et à visiter les pages de célèbres YouTubeuses beauté (voir le chapitre 7 et les bonus).

Mon budget beauté est égal à.... zéro! À quoi vais-je ressembler le jour J?

Quand on n'a ni les moyens ni le coup de main, il est impératif de miser sur la simplicité. Un maquillage de mariée est souvent composé de teintes douces et neutres, mais appliquées de façon très soutenue. Si votre make-up de jour vous convient, pourquoi ne pas l'accentuer pour un effet plus sophistiqué ?

* **Nettoyage de printemps** : avant d'acheter la moindre ombre à paupières, faites le tri dans votre salle de bains. Examinez, essayez, sentez tous les produits de beauté que vous avez entassés dans vos tiroirs sans jamais les utiliser. Vous allez être surprise !

* **Plusieurs fois par semaine,** testez un nouveau maquillage, prenez-vous en photo et notez les références de chaque produit utilisé.

* **À chaque essai make-up,** prenez soin de porter un haut de la même couleur que votre future robe de mariée. Vous verrez, cela fait toute la différence !

* **Lorsqu'un essai maquillage vous plaît,** reproduisez-le pendant quelques jours. Avant de le valider définitivement, prenez des photos en lumière naturelle. Vous pourrez ainsi procéder aux derniers réajustements.

* **Privilégiez des teintes claires** car les coloris foncés (noir, gris ardoise, bleu nuit) sont difficiles à travailler.

* **Adoptez** le mascara waterproof.

* **N'oubliez pas de faire le raccord** entre la teinte de votre visage et celle du cou et du décolleté.

* **Un teint hâlé est une véritable aubaine** pour une maquilleuse en herbe : un voile de poudre de soleil, une pointe de gloss, une ombre à paupières légèrement irisée et le tour est joué !

Je me marie à **20, 30, 40** ou **50 ans** : quel make-up **pour moi?**

Parce qu'on se passe la bague au doigt à (presque) tous les âges, je vous livre ici quelques propositions de looks à adopter selon votre nombre de décennies. Et si vous préférez les options de la quinqua du haut de vos 23 ans... ne m'écoutez pas et laissez parler votre instinct !

20 ans : l'âge de la fraîcheur

Vous vous mariez à 20 ans ? C'est l'âge où la peau rayonne de beauté au naturel et sans artifices. Pour cela, votre maquillage de mariage doit être lumineux... avec le strobing par exemple ! Mon conseil : optez pour un fond de teint léger et un blush rose pétillant ou corail selon la couleur de votre peau. Agrémentez ce joli teint par une bouche gourmande de la même couleur (framboise, coquelicot ou corail). Pour les yeux, misez sur des fards irisés pour capter la lumière (avec une touche de mascara noir) pour un effet so fresh.

30 ans : un maquillage discret, mais efficace

À 30 ans, on connaît mieux sa peau. On n'hésite pas à travailler son teint s'il y a quelques imperfections, tout en évitant l'effet plâtre. Votre teint doit rester très naturel. Mon conseil : craquez pour un make-up romantique. Après l'application d'un fond de teint fluide effet seconde peau, utilisez un fard rosé aux détails nacrés pour illuminer votre visage. Côté regard, soulignez vos yeux avec un léger smoky-eye brun ou prune et terminez par l'incontournable mascara noir pour allonger vos cils. Optez ensuite pour une bouche pulpeuse avec des rouges à lèvres plutôt satinés.

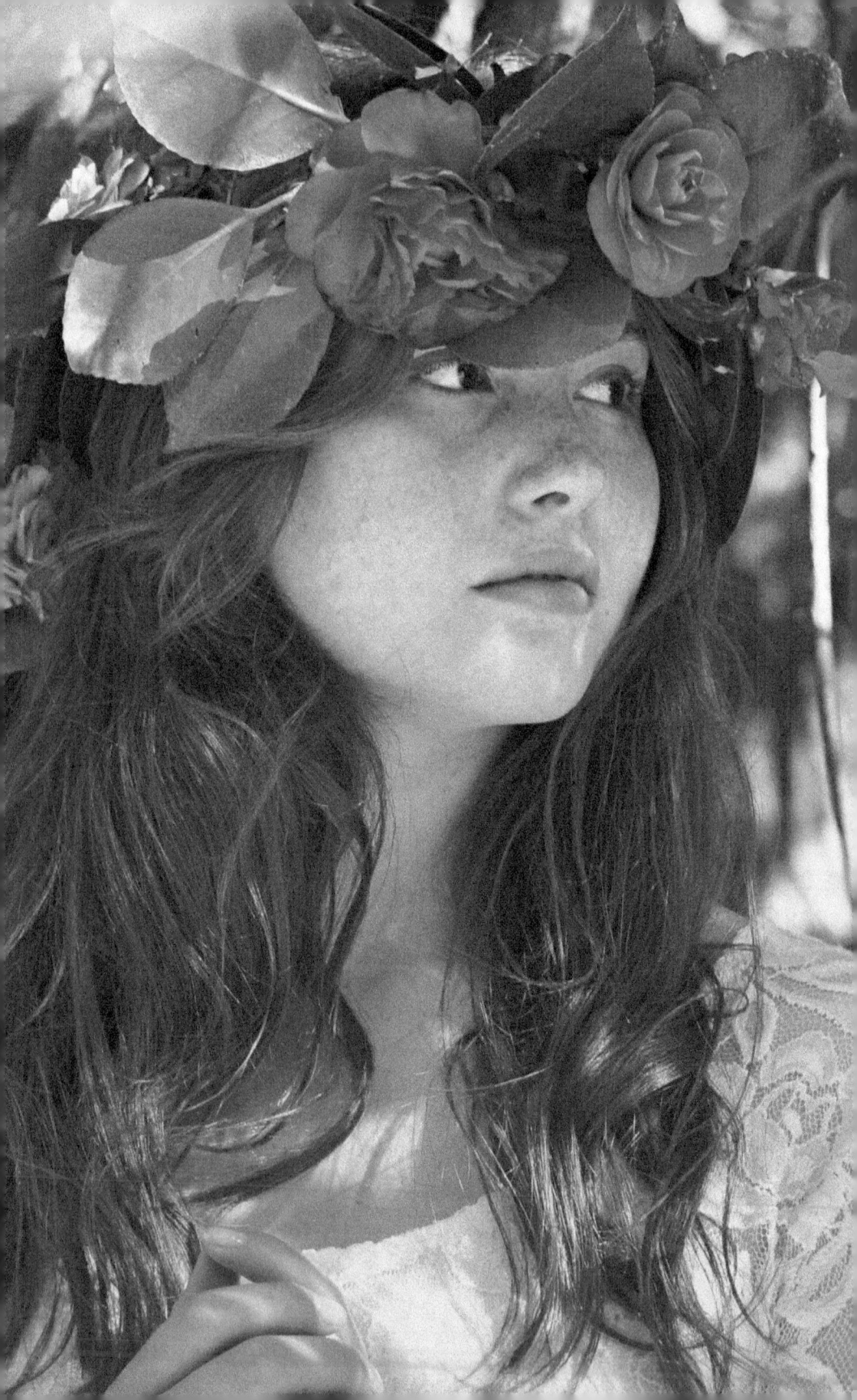

40 ans : un make-up resplendissant

À 40 ans, quelques ridules se sont installées... alors on évite le make-up de mariage chargé et qui file dans les plis ! Mon conseil : commencez par un fond de teint léger et longue durée et un anti-cernes plus clair que votre carnation. Travaillez-les au pinceau pour une meilleure application. Faites un test au préalable avec ces produits, pour mettre à l'épreuve leur tenue. Il n'y a rien de pire que des stries sous les yeux ou sur les joues à cause de produits de teint mal adaptés. Poursuivez par une poudre translucide et une touche de fard à joues. Sublimez votre regard avec des fards à paupières dans des teintes de rose ou champagne puis rehaussez vos cils avec du mascara brun. Pour une belle bouche, optez pour un joli rouge si vos yeux ne sont pas chargés et un rose/corail si vous préférez un regard plus intense.

50 ans : un maquillage naturel

Pour un make-up de mariage réussi à 50 ans, il faut foncer sur des textures légèrement liftantes et longue durée. Pour le teint, un léger fond de teint suffit suivi d'un anti-cernes un ton plus clair. Pour remodeler l'ovale de son visage, on utilisera la technique du contouring pour rehausser par exemple les pommettes. Évitez les yeux charbonneux, et misez plutôt sur des teintes nude (comme le taupe) et du mascara noir ou brun. Redessinez vos sourcils si nécessaire. Puis, appliquez un blush léger et irisé et c'est presque terminé ! Pour embellir la bouche de manière subtile, privilégiez les couleurs lumineuses plutôt que des mats.

Je porte des **lunettes :** **quel maquillage** pour moi?

Les lunettes ne sont pas un simple accessoire pour vous. Vous en portez depuis toute petite ! Elles font peut-être même partie intégrante de votre personnalité. Voici des conseils pratiques pour vous aider à parfaire votre make-up de mariage avec une paire sur le bout du nez.

Au cas par cas

La prise en compte de la correction apportée par les lunettes est primordiale. C'est le critère essentiel à considérer pour que le maquillage d'une mariée à lunettes soit une réussite. L'effet sera différent en fonction de la spécificité des verres. Ainsi, pour une personne atteinte de myopie, les verres des lunettes rendent les yeux plus petits. Dans ce cas, il faut opter pour un make-up qui agrandira le regard. En revanche, les verres pour presbytes ou hypermétropes produiront un effet contraire. Agissant comme des loupes, les verres auront donc tendance à agrandir le regard. Le maquillage à adopter devra alors donner l'illusion d'avoir des yeux nettement plus petits.

Jouez avec le mascara et l'anti-cernes pour le regard

Un maquillage réussi c'est d'abord un regard ultra lumineux. Or, c'est tout le contraire qui se passe avec les lunettes, car la lumière en question est assombrie par les verres. On va donc miser sur l'application d'un anti-cernes pour apporter de la luminosité au teint. Un mascara volumateur permettra également d'agrandir le regard. Ici, les produits waterproof sont fortement recommandés, au risque de se promener avec des verres parsemés de petites taches noires.

Craquez pour un eye-liner intense

Une ligne parfaitement visible d'eye-liner se marie à la perfection avec une paire de lunettes. Ainsi, lorsque l'heure du mariage aura sonné, pensez à intensifier le contour de vos yeux en étirant une belle ligne de liner gel noir à la base des cils. Le rendu sera assurément superbe ! Sachez néanmoins que les traits doivent être assez fins si les montures sont épaisses. A contrario, les traits peuvent être épaissis si les montures sont fines.

Zoom sur vos sourcils

Pour de jolis yeux de chat, avec lunettes, ne faites pas l'impasse sur les sourcils. Choisissez de préférence une monture qui ne cache pas la ligne de vos sourcils. Ce sont eux qui ajouteront l'ingrédient de caractère final. Ils doivent donc être mis en valeur et bien travaillés pour accentuer au max le regard.

Je veux des lentilles !

Si vous souhaitez porter des verres de contact, prenez vite rendez-vous chez votre ophtalmo. Il effectuera tous les contrôles nécessaires pour savoir si vous pouvez supporter le port de lentilles. Testez-les avant le jour J pendant environ 3 mois. Et n'oubliez pas de vous maquiller régulièrement avec vos lentilles pour mesurer votre degré de sensibilité. Ce serait dommage de pleurer toute la journée du mariage... pour de mauvaises raisons !

Souriez, vous êtes filmée en HD !

Le saviez-vous : l'arrivée de la Haute Définition (HD) en matière de vidéo a bouleversé un grand nombre d'actrices hollywoodiennes. Pourquoi donc ? Tout simplement parce que cette résolution supérieure offre un rendu si net qu'il ne laisse aucune place au moindre défaut ! Alors, si vous aussi avez prévu de faire un film en HD et des photos de votre mariage, découvrez les trucs et astuces pour une mise en beauté version... haute définition !

Grain de beauté

Sur un film de mariage en version HD, la première chose visible c'est... le grain de la peau ! Il est donc primordial de prendre soin de votre teint avant la cérémonie, surtout si vous avez l'épiderme sec, des rougeurs, des pores dilatés ou des boutons. Prenez le pli quelques mois auparavant avec des soins adaptés, et une routine beauté — matin et soir — qui combine : nettoyage, exfoliation et hydratation !

Teint millimétré

Inutile de vous lancer dans un tartinage massif de fond teint ! Rien ne sert de multiplier les épaisseurs pour masquer ce que l'on veut cacher. Au contraire, privilégiez la finesse et le ciblage. Première étape, le choix de la teinte. Choisissez un fond de teint véritablement proche de votre carnation pour éviter les démarcations (rappelez-vous que la HD offre un rendu 5 fois plus net !). Et n'oubliez ni le cou ni votre décolleté !

Pause retouche

Au cinéma, le correcteur de teint est un indispensable pour camoufler tous les défauts face caméra. Optez pour un correcteur doté de pigments réflecteurs de lumière pour corriger les ombres intempes-

tives (comme les cernes), et un correcteur plus opaque (ton sur ton avec votre fond de teint) pour couvrir les défauts de type rougeurs, boutons... Si vous avez tendance à avoir la main lourde, appliquez votre produit à l'aide d'un pinceau ou au Beauty Blender.

Lumières ?!

De la lumière, oui, mais pas trop ! Attention aux fards/poudres/crèmes irisés ou pailletés, car en version HD, l'effet stroboscope peut être fatal ! Pour éviter de briller comme une boule à facettes, on utilise les paillettes et les poudres irisées avec parcimonie. Les zones : haut des pommettes, en pointe sur la lèvre supérieure et sur le centre du nez.

Mate à tout prix

Vous serez filmée de la cérémonie jusqu'au bout de la nuit... C'est un fait ! Il faut donc miser sur une poudre translucide pour éviter de briller au cours de la journée. Choisissez un produit très léger et transparent pour un fini invisible. Appliquez votre poudre avec un gros pinceau sur l'ensemble du visage ainsi que le décolleté. Insistez particulièrement sur la zone T (qui a tendance à briller), à savoir le nez, front et menton.

Des lèvres à tomber

Lèvres gercées, petites peaux, débordement de rouge... rappelez-vous que la vidéo HD ne laisse rien passer ! Alors, veillez à prendre soin de vos lèvres quelques jours avant le grand saut. Offrez-leur un gommage doux (à l'aide d'un gant légèrement humide par exemple) et apposez sans compter du baume pour les hydrater. Le jour du mariage, dessinez vos lèvres puis crayonnez l'intérieur à l'aide d'un contour de la même couleur que votre rouge. Appliquez votre rouge à lèvres au pinceau pour une tenue irréprochable.

Secrets *de beauté d'une* photo *de mariage* réussie!

Parce qu'elles immortalisent l'un des plus beaux moments d'une vie, les photos de mariage figurent en tête de liste des choses à ne pas rater le jour J. Une certaine appréhension vous assaille : êtes-vous photogénique ? La robe révélera-t-elle toute sa beauté une fois capturée ? Pose magazine ou version nature ?

Qu'on se le dise, votre visage apparaîtra sur tous les clichés de votre album de mariage ! Votre teint doit être impeccable. Votre ennemi numéro 1 : la peau qui brille. Avec le stress et la chaleur, le maquillage, s'il n'est pas suffisamment fixé, a tendance à « transpirer ». Il faut donc éviter les textures trop grasses et les effets luisants.
La solution : optez pour un fond de teint matifiant et fixez à l'aide d'une poudre libre ou compacte si votre peau est grasse. Utilisez des textures mates pour les paupières, les joues et la bouche. Vous aimez les fards pailletés ou irisés ? Accordez-vous alors quelques pointes de brillance dans le creux interne des yeux pour éclairer le regard, et une touche de gloss sur les lèvres.

Votre coiffure constitue également un élément déterminant. Si vos cheveux sont libres comme l'air le jour des photos et que le vent est de force 12, tournez-vous vers un shooting en intérieur. Sinon, vous aurez le droit à des portraits de vous crispée, bataillant avec une tignasse folle ! Votre coiffure est, au contraire, extrêmement sophistiquée ? Prenez des conseils auprès de votre photographe pour orienter votre minois sous son meilleur profil. En effet, une superbe cascade de boucles peut donner l'impression de « manger » un visage en fonction des angles de vue.

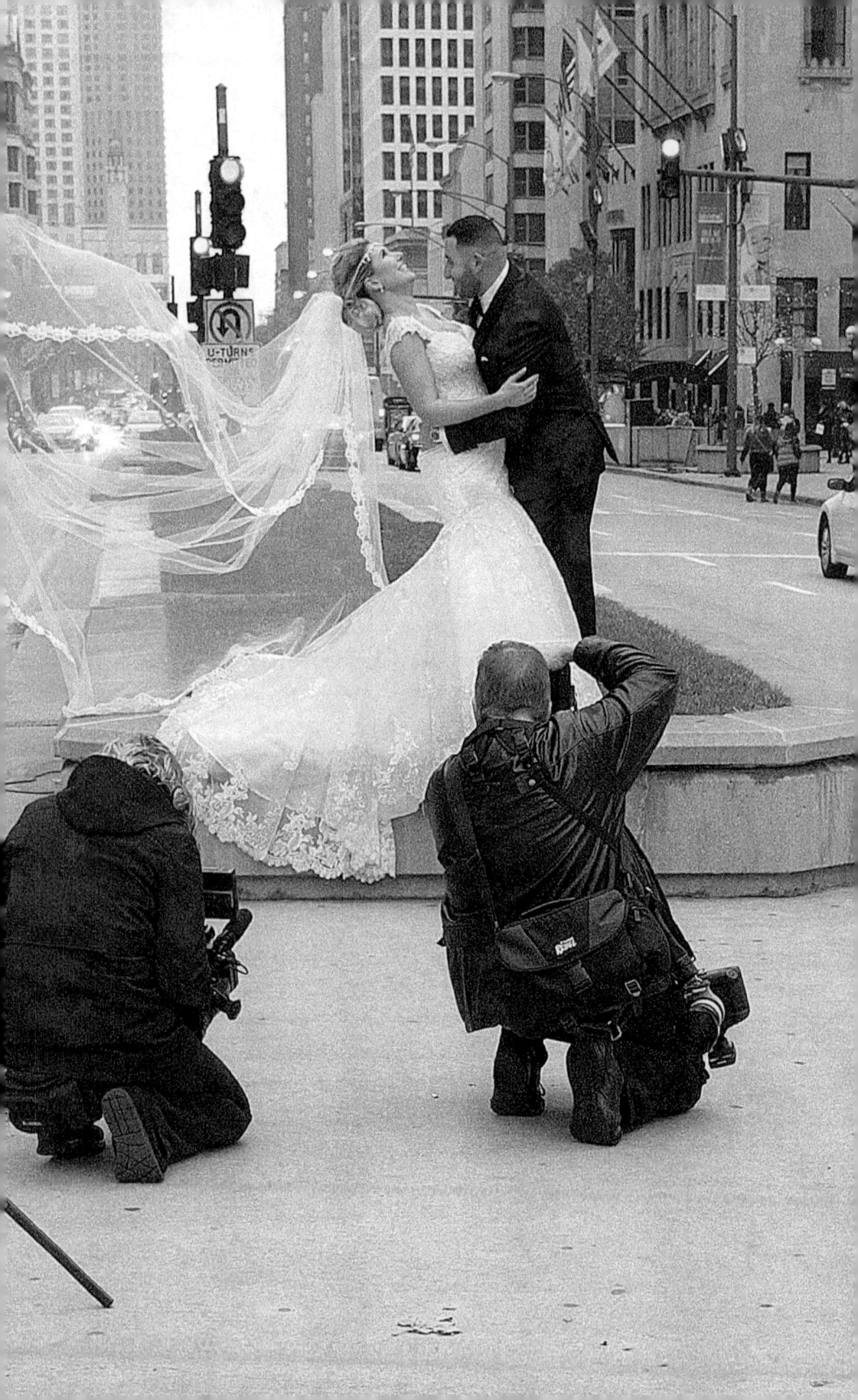

Dernier point et non des moindres, le sourire ! Évidemment, nous rêvons toutes d'afficher des dents parfaitement blanches et alignées. Alors, comment faire quand nos dents présentent quelques défauts ? Si vous êtes ultra complexée par votre dentition (alignement ou coloration), choisissez un album photo en version noir et blanc ou sépia pour un effet sublimateur total ! Si vous préférez la couleur, optez pour un rouge à lèvres rouge mat contenant des pigments bleus, vos quenottes paraîtront plus blanches. Et surtout, laissez vivre vos émotions, car un sourire mis en scène ne peut pas rivaliser avec la beauté d'un fou-rire spontané !

Les *tips* beauté à *connaître !*

Ô Waterproof !
Choisissez impérativement un mascara waterproof ; il dure plus longtemps et résiste aux larmes. Si vous n'en êtes absolument pas fan, utilisez alors une couche de votre produit habituel, et terminez par une fine application d'un mascara waterproof.

Sur la ligne
Des tons noisette, marine ou taupe représentent vos meilleures options couleur pour le choix d'un eye-liner. Le noir et le brun risquent de vous donner une mine trop sévère, surtout si votre mariage a lieu le matin et/ou à l'extérieur.

Coup de projecteur
Pour éclairer un visage clair, optez pour un enlumineur en poudre de type ivoire irisé au niveau des tempes ; pour les teints plus hâlés, préférez des coloris chauds tels que « pêche » ou « vanille ».

Regard de braise

Le maquillage du regard revêt une importance capitale surtout lors d'un mariage. Pour ce grand jour, évitez les couleurs trop foncées et les make-up trop chargés... n'oubliez pas que ce sont vos yeux qui doivent attirer l'attention, pas leur maquillage !

La courbe parfaite

Sublimez la ligne de vos sourcils à l'aide d'un crayon ou d'une ombre. Choisissez un ton plus clair pour un effet naturel.

Des yeux en forme

Glissez une goutte de collyre pour les yeux en cas de rougeur, séche-resse ou fatigue oculaire. Testez votre produit avant le jour J pour prévenir les mauvaises surprises (irritation ou allergie).

Des joues à croquer

N'oubliez pas votre blush ! Une touche de couleur sur les joues et hop, le visage retrouve fraîcheur et vitalité. Pour les carnations claires, op-tez pour des tons roses. Les peaux foncées quant à elles préféreront des teintes plus vives, de type terre de soleil.

Halte aux boutons !

Si un malheureux bouton pointe le bout de son nez juste avant le grand jour, n'y touchez surtout pas ! Il disparaîtra sans doute rapi-dement grâce à l'application d'un soin asséchant (l'huile essentielle d'Arbre à Thé, la Pâte Grise chez Payot ou le très efficace Concentré bi-phase anti-imperfections de Lierac Prescription). Si l'indésirable prend des proportions gigantesques (!), courez chez le dermatologue pour un traitement local à base de cortisone.

Un meilleur ami discret

L'anti-cernes ou camoufleur fait partie de nos indispensables ! Le jour de votre mariage, les photographes ne vous lâcheront pas d'une semelle (d'escarpin), pensez à appliquer une pointe de correcteur sur

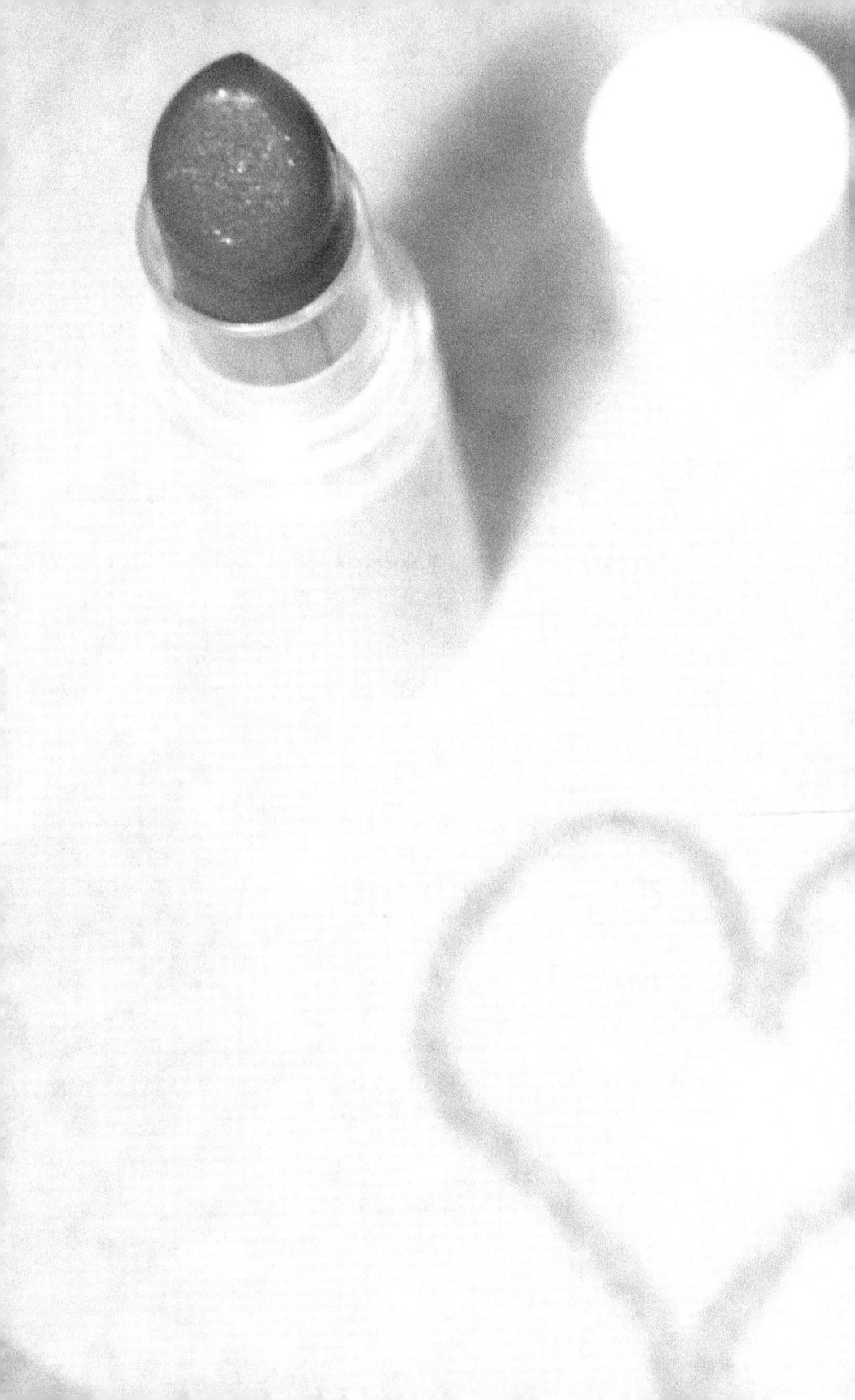

les cernes, mais également aux coins des yeux pour ouvrir le regard et masquer discrètement les pattes d'oie.

Belle de jour

Pour l'application de votre make-up, la lumière naturelle est à privilégier (les maquilleurs ont, quant à eux, des spots reproduisant la lumière du jour). Si vous vous maquillez vous-même, optez pour une table près de la fenêtre.

Uniformité

Il est courant de voir des mariées sublimement maquillées jusqu'au menton... mais avec un cou et un décolleté nus et blafards ! Pour éviter ce type de désagrément, et être raccord sur toute la ligne, misez sur les poudres bronzantes (ou terre de soleil).

Faux-pas

Un conseil de pro : n'utilisez pas de fond de teint pour le décolleté... Sinon votre robe risquerait d'en faire les frais !

Des rayons traîtres

On n'y pense pas assez, mais si vous projetez de vous marier en extérieur, faites attention aux coups de soleil ! Pour éviter les brûlures (et les nez et joues rougis sur les photos), appliquez une protection solaire avant maquillage et habillage.

De la lumière !

Optez pour un rouge à lèvres légèrement brillant avec une tonalité fruitée comme le rose. Les teintes « nude » trop pâles ou foncées comme le marron vous donneront un air fatigué sur les photos, surtout si votre robe de mariée est blanche.

Rou[g]e de secours

Le rouge à lèvres appliqué par votre maquilleur est le fruit d'une combinaison de plusieurs couleurs ? Pour les retouches, conservez auprès de vous un raisin à la teinte approchante et facile à apposer.

Souriez s'il vous plaît!

Vos lèvres sont les plus douces et vous détenez le plus parfait des rouges... mais vos dents sont loin de présenter une blancheur immaculée ! Anticipez les flashs des photographes, et prenez un ou plusieurs rendez-vous chez votre dentiste pour sourire en toute confiance.

Prise de tête

Offrez à vos cheveux un traitement de choc rien que pour eux ! Une semaine avant le mariage, optez pour un massage du cuir chevelu plus un soin hydratant et relaxant.

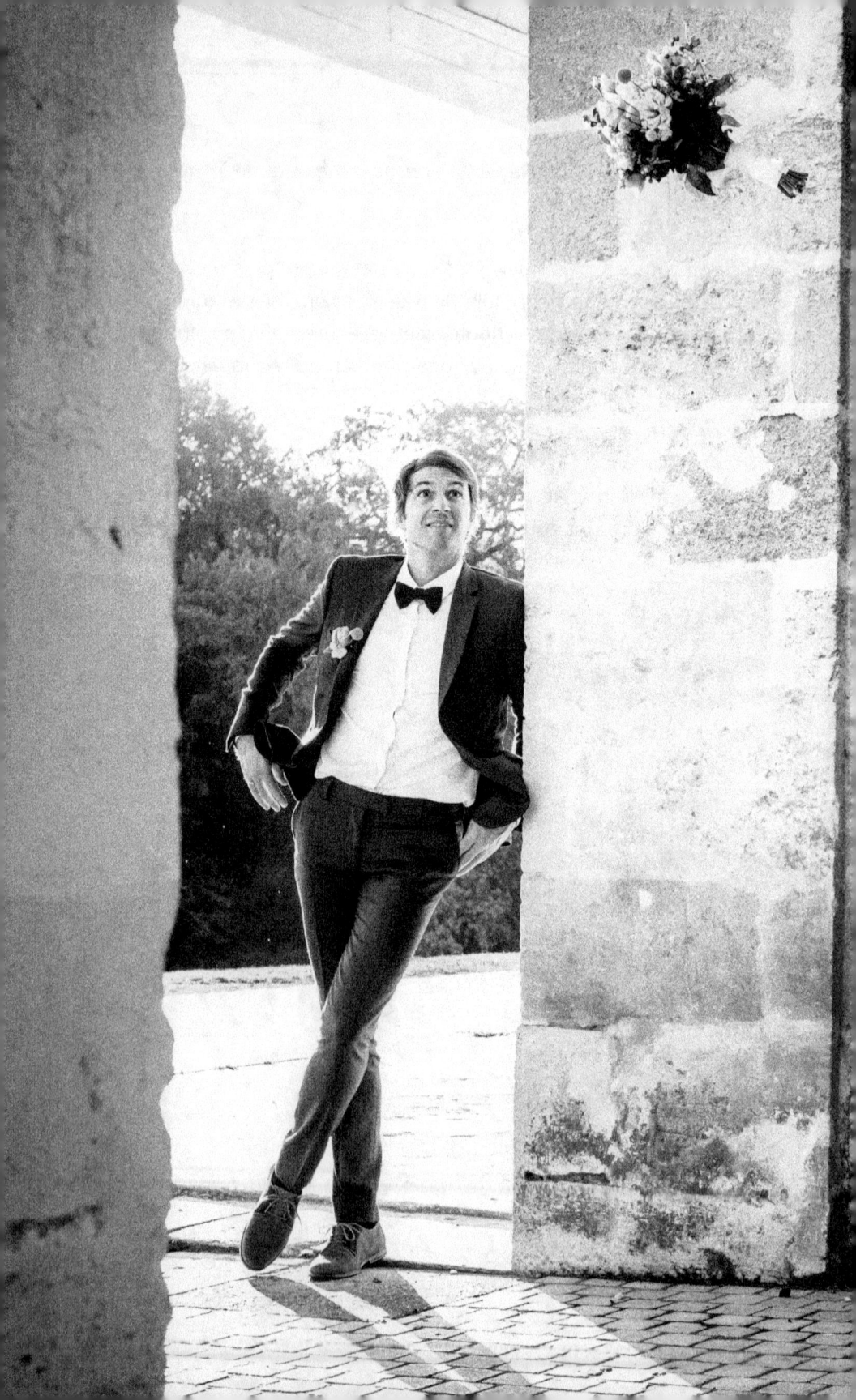

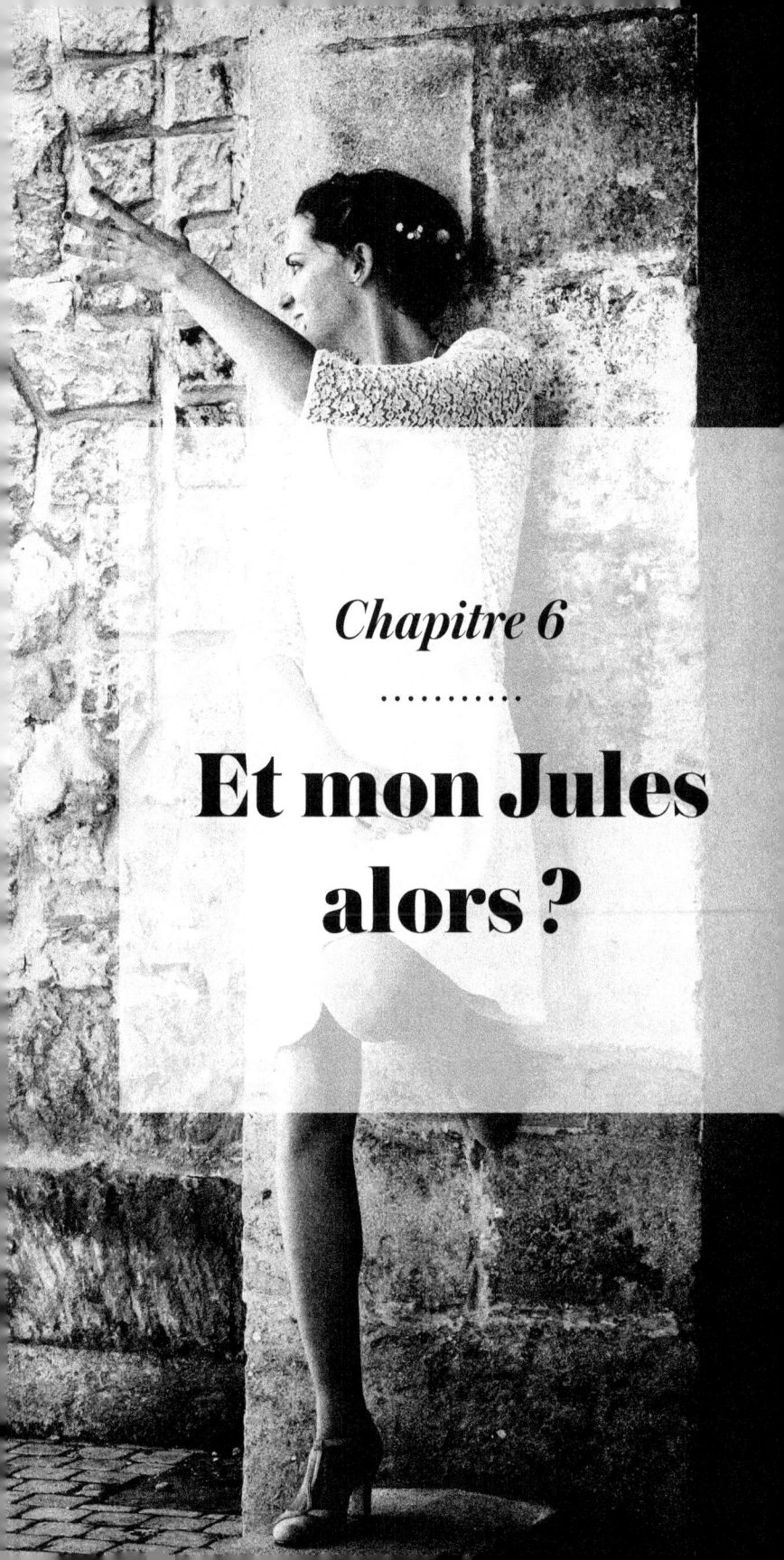

Chapitre 6

....

Et mon Jules alors ?

Quel programme pour mon homme?

Plus le grand jour approche, et plus vous avez envie d'être la plus belle pour votre Jules. Tiens donc, en parlant de l'amoureux, on pourrait peut-être s'occuper de lui aussi, non ? Retenez les quelques conseils qui suivent pour sublimer votre futur mari !

Ses cheveux

On lui prend rendez-vous deux mois avant chez un coiffeur de confiance. Ce sera l'occasion pour lui de tester sans crainte une nouvelle coupe voire même... une couleur s'il a envie d'un coup de pep's ou s'il souhaite tout simplement masquer quelques cheveux blancs ! Si votre chéri semble satisfait du résultat, prenez une photo et notez les références des produits de coiffage utilisés. Ensuite, bookez un second rendez-vous une semaine ou deux avant le grand jour pour le look final !

Ses ongles

Évidemment je ne vous parle pas de french manucure... mais d'une manucure tout court. Si l'idée le rebute, montrez-lui des photos en plan très serré de mains de mariés (vous pourrez ainsi lui démontrer l'utilité d'un soin au préalable pour des mimines... photogéniques !). La veille du mariage, direction le salon pour une petite heure de bonheur : exfoliation + hydratation, coupe des cuticules, limage des ongles et vernis transparent si besoin.

Sa peau

Pour dorloter son épiderme, préparez-lui une routine à la maison en trois étapes (facile à retenir et à faire) : nettoyant, tonifiant et hydratant. Organisez-lui un soin du visage quelques jours avant le mariage avec au programme : nettoyage profond, exfoliation et masque détoxifiant.

Il est essentiel que votre homme se rase le matin du mariage — ou du moins, taille proprement sa barbe, bouc ou moustache et pattes. Assurez-vous qu'il se rase avant d'enfiler son costume pour éviter les taches de sang et petits poils potentiels !

En mâle de beauté...

Vous l'avez sans doute remarqué, la beauté et le bien-être ne constituent plus notre seul domaine réservé. Les hommes s'y mettent aussi (et plutôt deux fois qu'une) ! Mais si les termes « anti-rides », « gel nettoyant », « gommage » leur semblent moins mystérieux qu'auparavant, leur utilisation au quotidien nécessite encore un peu plus de pratique ! Voici le planning idéal pour une beauté qui fait mâle, mâle, mâle...

Objectif clean

Priorité quotidienne : le nettoyage de peau. Si les glandes sébacées de l'homme sont plus petites que celles des femmes, elles génèrent toutefois beaucoup plus de sébum, cette substance grasse surtout apparente sur la zone appelée « T » (front, nez, menton). Utilisez, de préférence matin et soir, un gel nettoyant doux, pour libérer les pores et éliminer toutes les impuretés.

Astuce : Si vous êtes peu enclin au rituel « nettoyage-visage » avant de sauter au lit, adoptez les lingettes nettoyantes, 2 secondes chrono suffisent.

Mission réparation

Rides : après chaque nettoyage visage, apposez une crème anti-rides sur peau encore humide pour en optimiser son action. Choisissez de préférence un soin de jour doté d'une protection UV.

Contour de l'œil : dès 30 ans, misez sur un soin contour de l'œil

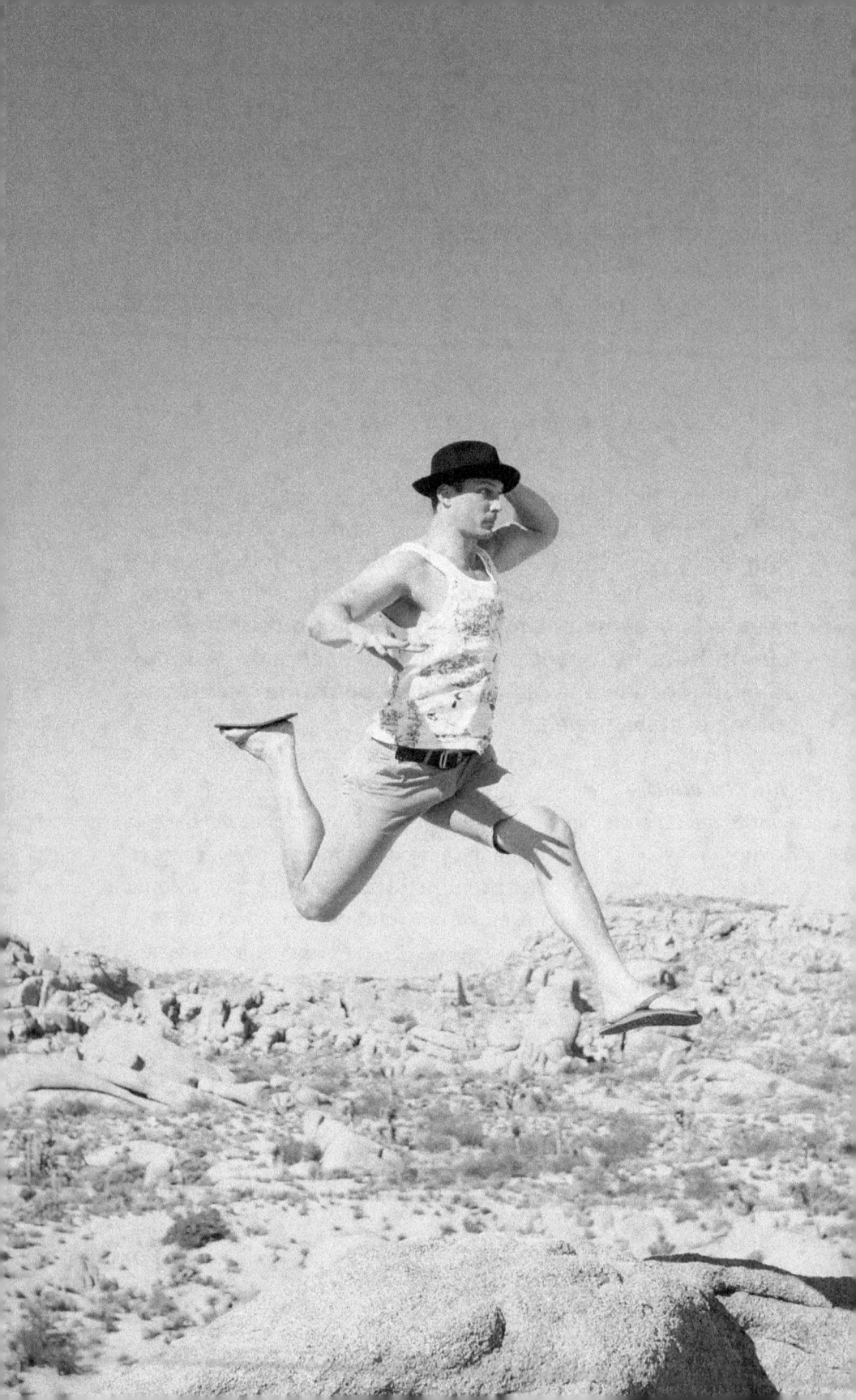

hydratant et décongestionnant pour prévenir l'apparition de ridules et de poches autour des yeux. Appliquez-le matin et soir par tapotements légers.

Rasage : apposez un gel à raser (barbes fines et normales) ou une crème à raser (barbes dures). En vous rasant sous la douche, vos poils seront ramollis. Terminez par un après-rasage pour hydrater votre peau. Et surtout, changez souvent la lame de votre rasoir !

1/4 d'heure perfection

Pour ne pas se lancer dans un programme beauté quotidien qui prend des heures, jouez l'efficacité en seulement 15 minutes, deux à trois fois par semaine.

L'exfoliant : troquez votre nettoyant habituel pour un gel purifiant doté de grains pour une exfoliation légère du visage. Idem pour le corps avec un gommage nettoyant à la place du gel douche.

Le masque : sous la douche, appliquez un masque sur le visage : la vapeur d'eau chaude boostera tous les actifs. De préférence, un soin à l'argile (adapté aux peaux mixtes et grasses).

Le soin capillaire : pour stimuler les capillaires sanguins de votre cuir chevelu, optez pour l'application d'une lotion tonique pour cheveux. Un massage plusieurs fois par semaine est nécessaire pour régénérer des cheveux en mal d'attention.

Votre chéri en *pleine forme* pour dire « *oui* » !

La pratique d'un sport, une alimentation équilibrée, une bonne hydratation restent les maîtres mots pour s'offrir une forme olympique le jour de son mariage. Faites coup double ! Partagez ces moments pour créer encore plus de complicité au sein de votre couple !

Faire du sport pour garder la forme

L'exercice physique préserve la santé et contribue à conserver de la tonicité. Dans la pratique, bon nombre d'avantages découlent d'une pratique sportive régulière : lutte contre le surpoids, meilleure respiration et meilleure digestion entre autres. La pratique d'un sport aidera votre amoureux à se déstresser et à développer sa confiance en lui, des bienfaits plus qu'essentiels avant de dire OUI !

Une alimentation équilibrée

Vous faites certainement attention à ce que vous mangez pour pouvoir entrer sans problème dans votre robe. Toutefois, vous avez intérêt à garder un œil sur le régime alimentaire de votre homme. Une alimentation équilibrée contribuera, non seulement à préserver sa forme, mais lui permettra en plus de résister aux éventuels stress liés au mariage.

Une bonne hydratation

Vous le savez sans doute déjà, boire beaucoup d'eau aide l'organisme à éliminer les toxines, à avoir une meilleure mine, une belle peau... Et tous ces bienfaits sont également valables pour votre chéri ! Encouragez-le à s'hydrater correctement.

Un sommeil réparateur

Si vous voulez que votre marié soit au top devant le Maire, assurez-vous qu'il dorme suffisamment la veille et même la dernière semaine avant le mariage. Soyez certaine que votre amoureux ne refusera pas de se prélasser et de s'endormir à vos côtés après un câlin !

Direction
le **barbier!**

Vous l'avez peut-être remarqué, les barber shops (barbier + coiffeur) s'installent un peu partout en France. Je trouve personnellement que le retour en force du barbier avec ses fauteuils vintage est une excellente nouvelle pour les hommes! Romaric est un talentueux directeur artistique nantais... et également l'un de mes très bons amis. Il adore les barber shops et s'y rend régulièrement. Je lui ai donc demandé de partager son expérience et tous ses conseils avisés en matière de barbier!

Romaric, dis-moi tout... pourquoi un barber shop? Tu n'as pas un bon rasoir à la maison?

- Bien sûr, j'ai évidemment un rasoir (et une tondeuse) dans ma salle de bain! Et chaque matin ou presque je l'utilise pour faire des retouches. Lorsque tu portes une barbe, tu traverses différents stades lors de la repousse, elle s'épaissit de façon irrégulière, ça gratte, ça devient inconfortable à certains endroits. Alors pour un rasage stylisé, précis et une belle taille de barbe, direction le barbier! Prendre ce temps pour soi, ça fait vraiment du bien. Avec un barbier, tu es sûr de repartir avec une bonne base, c'est donc moins compliqué à entretenir au quotidien. J'apprécie aussi qu'un pro me donne des conseils d'entretien, et m'explique là où il faut dégrader. Ça fournit quelques pistes pour tailler sa barbe soi-même. J'essaie d'y aller une fois par mois minimum. Mais si je pouvais, ce serait... une fois par semaine!

Raconte-moi une « séance » type?

- En règle générale, on t'habille avec une cape pour protéger tes vêtements puis on t'installe dans un vrai fauteuil de barbier confortable et

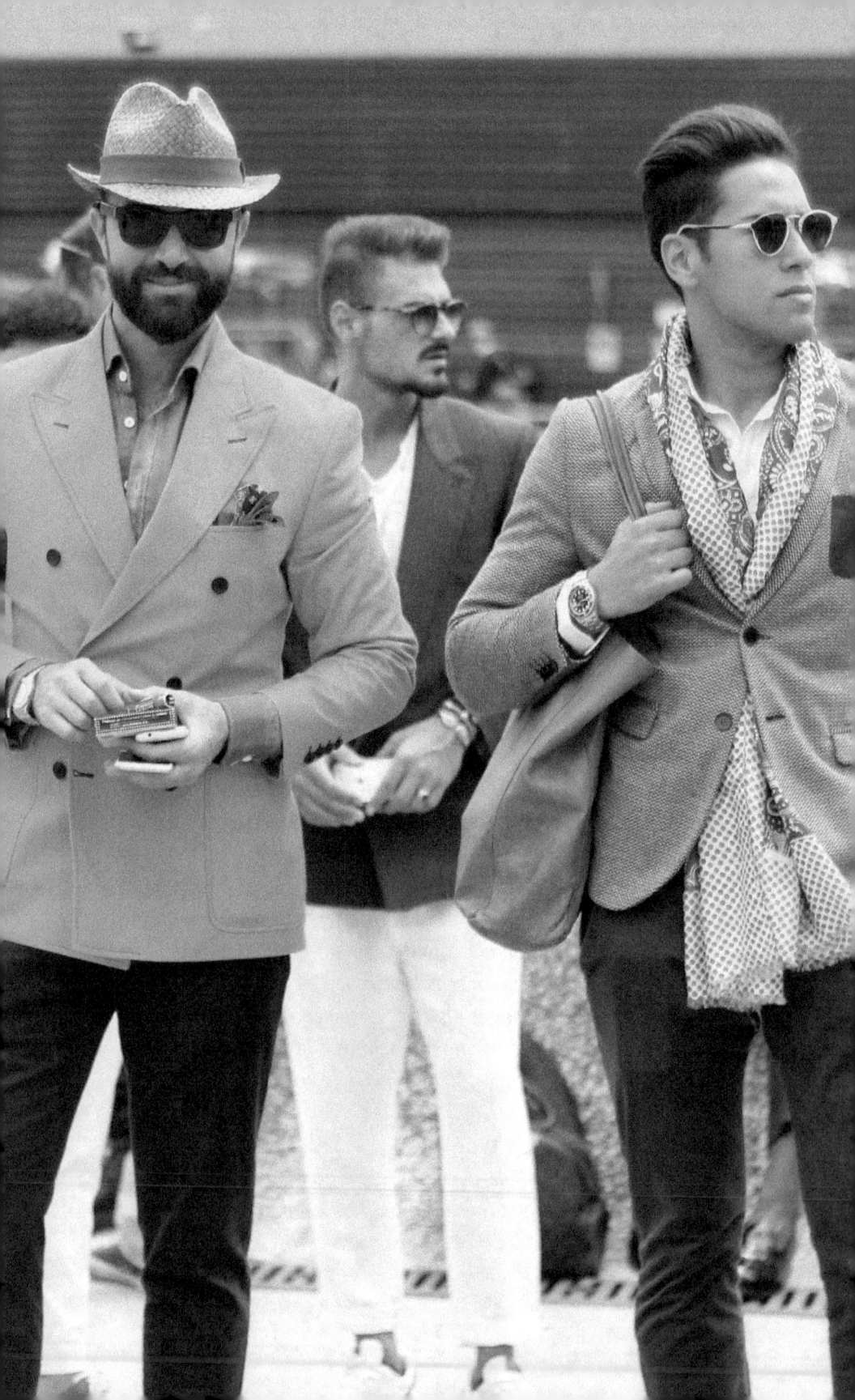

inclinable. On peut commencer par une coupe de cheveux ou attaquer directement par le rasage. Le barbier discute avec toi de tes besoins (rafraîchissement, taille, soin spécifique...), de la forme et du style. Il dégrossit et dégrade si nécessaire à la tondeuse et/ou à la paire de ciseaux. Après, il te tartine des joues jusqu'au cou avec de la mousse, du gel, de la crème ou du savon à raser à l'aide d'un blaireau puis il commence le travail de précision avec le traditionnel coupe-choux (un rasoir ouvert). Il t'applique une serviette chaude sur le visage (le meilleur moment !). La séance se termine par un soin hydratant : crème, huile, lotion ou talc. Peau douce assurée !

Quels sont les types de produits utilisés ?

- Si je vois des marques de grande distribution sur les comptoirs, je fais demi-tour. J'attends vraiment que mon barbier me propose des soins spécifiques et très qualitatifs. Sinon, autant le faire à la maison. Un bon barbier doit utiliser de bons produits. À titre personnel, j'ai une petite préférence pour les marques Mr Natty, Le Baigneur (bio), Barbe N Blues ou Proraso.

Quels sont tes conseils pour choisir LE barbier ?

- Dès l'entrée, on doit respirer le savoir-faire... et être en phase avec l'esthétique du salon. Vérifiez la qualité des fauteuils et si l'hygiène est au rendez-vous (matériel propre et désinfecté) ; le choix des produits utilisés (comme je l'indiquais précédemment). Une musique de fond agréable, et pas une radio criarde... j'en ai fait l'expérience et honnêtement ce n'était pas facile de se détendre avec autant de décibels dans les oreilles ! Un bon barbier c'est surtout quelqu'un qui conseille, et qui prend son temps. À éviter absolument : le salon « usine » qui coupe, rase et taille à la chaîne.

Combien ça coûte ?

- Certaines prestations peuvent débuter aux environs de 10 euros pour un rafraîchissement par exemple. Je pense que chez un super barbier, il faut compter environ entre 20 et 30 euros le soin complet. Et plus si l'on ajoute une coupe de cheveux.

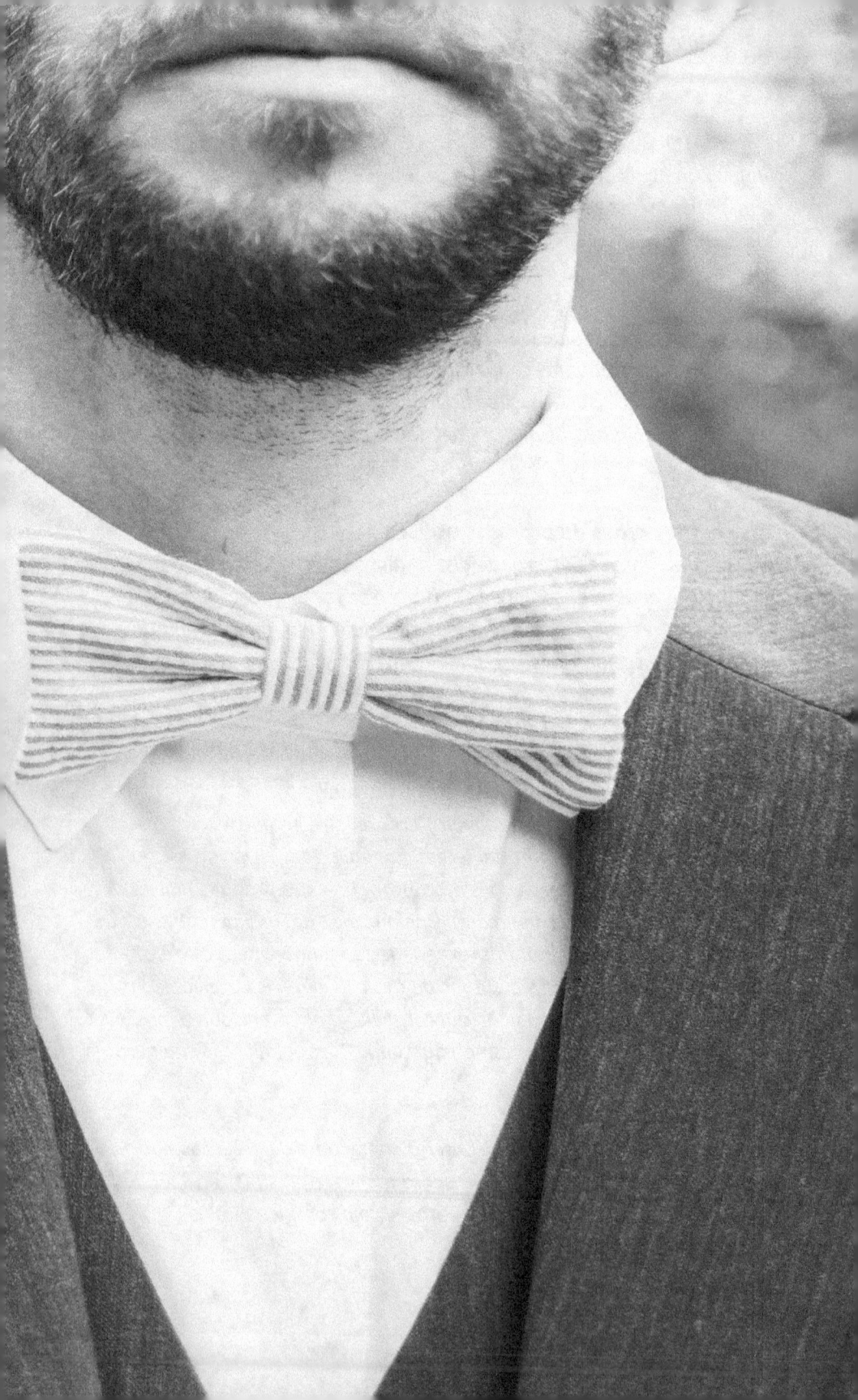

Quelle astuce donnerais-tu à un futur marié ?

- *Je recommande de prendre un rendez-vous un mois avant le mariage pour tester un premier rasage. Ça laissera du temps pour une repousse si on a taillé trop court. Je conseille d'y retourner le matin du jour J — plutôt que la veille — parce que les poils de barbe ça pousse même en une seule nuit ! De nombreux barber shops prennent sans rendez-vous, mais si vous voulez vraiment profiter de l'instant et ne pas être « rasé » en quatrième vitesse, pensez à réserver !*

Pour voir une belle ambiance de barber shop, je vous invite à découvrir la très chic vidéo Savills Barbers — « *A Day In The Life* » (disponible sur YouTube) : http://bit.ly/2kLqM2b

♡ Eat, Dri
→ Be Me

Chapitre 7

· · · · · · · · · ·

Des idées pour s'inspirer en beauté

Make-up **party** : un après-midi beauté avec les **copines**

Quoi de plus sympa que de passer des moments de complicité avec ses copines ? Et pour jouer la carte de la beauté avant le grand jour, laissez-vous tenter par une make-up party ! Oublié le stress, place à la détente et aux fous-rires !

Organiser une « beauty party » entre copines

Venu tout droit des États-Unis, le phénomène de beauty party rencontre un certain succès en France. C'est tout simple, il s'agit de tester de nouveaux produits de beauté et de se (faire) maquiller les unes après les autres. En effet, le concept ne coûte presque rien, il vous suffit d'inviter quelques amies et le tour est joué ! Pour cela, aménagez une table pour disposer votre butin de la journée. Placez des miroirs et lumières dans tous les coins.

Partager les expériences

Une fois la date fixée, chacune apportera ses produits y compris des échantillons. L'idée est d'en réunir un max pour faire de belles découvertes et tout tester. Chacune expliquera ce qu'elle maîtrise et aime faire pour ses soins et son maquillage. Si vous adorez le smoky-eye mais que vous n'avez pas le coup de main, l'une de vos copines saura certainement le réaliser. Votre tracé d'eye-liner dérape toujours ? L'une d'entre elles vous racontera en détail ses astuces pour réussir une application de maître. On en profite également pour s'offrir des manucures parfaitement symétriques (merci les copines !). Pendant une make-up party, tout est permis ! On teste, on donne son avis et surtout on s'amuse ! L'objectif est de passer des moments inoubliables tout en partageant des expériences.

Opération selfies illimités!

Pour une beauty party réussie, il y a quelques détails à ne pas mettre de côté. Pensez aux petits-fours. Ne proposez pas un buffet grandiose, jouez la simplicité en demandant à votre bande d'apporter chacune un plat à grignoter du bout des doigts. Si vous ne savez pas cuisiner, optez pour la livraison à domicile de pizzas ou de sushis.

Musique s'il vous plaît ! Une playlist s'impose ! Faites-vous belles et bichonnez-vous en écoutant vos chansons préférées.

Pour votre tenue, gare aux taches ! Inutile de porter une robe hyper sophistiquée ! Et n'oubliez pas d'immortaliser cette make-up party par des séances photos : selfies, avant-après, portrait, groupe. Enjoy !

Un bel **album photos** avec **Instagram**, la bonne idée!

Instagram est devenu en quelques années l'application smartphone que tout le monde s'arrache pour le plaisir d'avoir et de voir des photos dignes d'un pro. Avec ses 500 millions d'utilisateurs, Instagram a été créé il y a plus de six ans dans le but de pouvoir partager ses photographies. Souvenir, paysage ou tout simplement photos insolites, tous les clichés apparaissent sur un mur vertical où l'on peut liker ce que l'on aime et commenter. Et si vous profitiez d'Instagram pour vous offrir de belles photos avant, pendant et après le mariage ?

Ouvrir un compte Instagram

Disponible sur l'App Store et sur Google Play, l'application Instagram est entièrement gratuite. Une fois téléchargée, cliquez sur S'inscrire

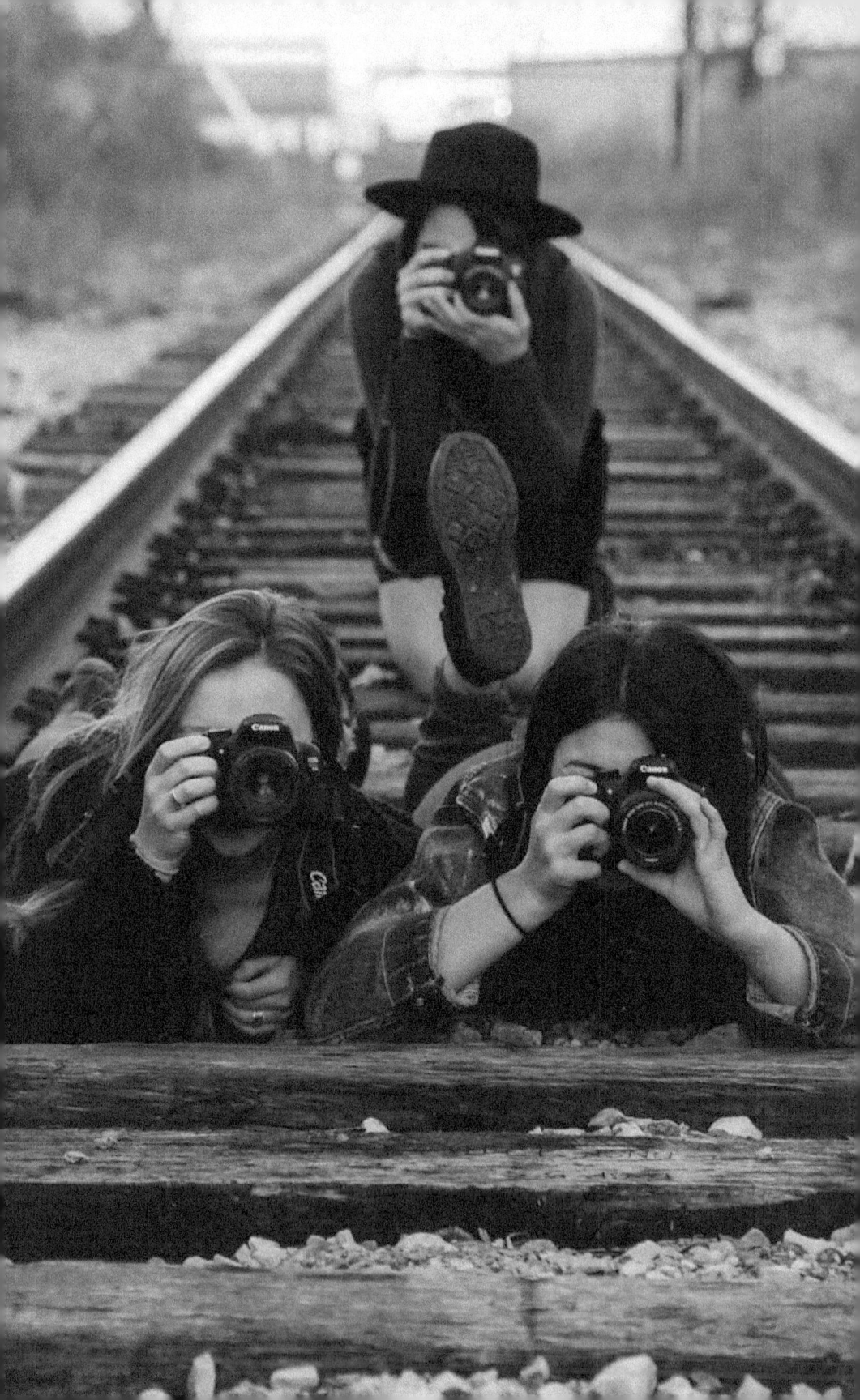

pour créer un nouveau compte. Remplissez tous les champs pour vous enregistrer puis sélectionnez votre photo de profil. Vous pouvez également choisir entre un profil public ou privé (privilégiez cette dernière option si vos instantanés sont familiaux). Ça y est ! Vous n'avez plus qu'à appuyer sur le bouton vert « Se connecter » et voilà, votre compte est créé ! Maintenant, vous disposez d'un mur où sont publiées vos photos. Les autres utilisateurs peuvent aimer/liker vos clichés et laisser des commentaires.

Faire de belles photos

Ce qui fait le succès de l'appli Instagram, c'est bien sûr la possibilité de retoucher les photos grâce à des filtres. En quelques secondes, votre cliché prend de l'allure, et ce, sans aucune connaissance technique ! Le plus compliqué, c'est de sélectionner le filtre qui vous plaît... car il y en a une vingtaine ! Entre Amaro, Nashville et Valencia, chaque filtre offre un rendu incroyable. Si vous le souhaitez, vous pouvez également retoucher (très facilement) vos photos en les recadrant ou en jouant sur le contraste et la lumière.

Partagez vos photos

Une fois que votre photo est prête, « filtrée » et recadrée, vous pouvez la publier instantanément à destination de vos abonnés et/ou utilisateurs d'Instagram selon vos paramètres de confidentialité. Vous pouvez aussi partager votre photo sur d'autres réseaux sociaux tels que Facebook, Twitter ou Tumblr.

Se créer un album photo à partir d'Instagram

Pourquoi j'aime particulièrement Instagram ? Parce que je trouve que c'est l'outil parfait pour immortaliser un enterrement de vie de jeune fille, les coulisses du mariage, la fête entre amis. Et surtout, vous pouvez réunir vos photos préférées dans un véritable album photo depuis votre ordinateur ou votre téléphone ! À titre d'exemple, Blurb est un site de création et d'édition d'albums. Il permet notamment aux instagrameurs de créer un livre photo à partir de leurs plus beaux clichés sur Instagram. Rassemblez en un album vos photos Instagram pour en faire une version imprimée. En quelques clics, vous aurez un livre photo au format 18 x 18. Vous pouvez également, grâce à l'appli smartphone Cheerz, transformer vos clichés Instagram en magnets, décos murale, albums et polaroïd... une vraie pépite ! 1,2, 3, souriez, c'est dans la boîte !

Pour se connecter/s'inscrire à Instagram : www.instagram.com
Ma sélection de sites/apps pour créer un album photo papier :
www.blurb.fr (Blurb) et www.cheerz.com (Cheerz)

Trouvez *l'inspiration* grâce à *Pinterest*

Depuis 2010, la plateforme américaine Pinterest a bouleversé nos habitudes en matière de collecte d'idées ! Ce réseau social et de partage constitue l'outil par excellence pour rechercher, cataloguer, répertorier, conserver toutes les photographies et inspirations que vous repérez au fil du temps sur le web. Si vous souhaitez rassembler en un seul endroit vos looks préférés (beauté, coiffure, mode), des tutos de make-up, et tout — je dis bien tout — ce qui a un rapport de près ou de loin avec votre mariage, foncez vous inscrire sur Pinterest !

Étape 1 : se créer un compte Pinterest
Pour vous connecter à Pinterest, vous pouvez vous enregistrer soit par le biais Facebook ou à l'aide de votre adresse e-mail. Si vous choisissez une inscription via votre compte Facebook, Pinterest vous indiquera quels sont vos amis déjà présents sur le réseau de partage. Comme toujours sur ce type de plateforme, vous avez

à tout moment la possibilité de préciser certains paramètres de confidentialité (dans l'onglet « compte »).

Étape 2 : la création de vos tableaux

Une fois inscrite, vous serez en mesure de mettre en place vos premiers « tableaux » (publics ou privés) sur votre page personnelle. La création de quelques tableaux (« boards » en anglais) vous permet de classer immédiatement toutes vos inspirations. À titre d'exemple, n'hésitez pas à catégoriser vos premiers boards de la façon suivante : robes de mariée, make-up mariage, tutoriels maquillage, coiffure avec voile, recettes beauté, exercices sport, petit-déjeuner healthy... Ce n'est qu'une première approche, vous pourrez par la suite en créer plusieurs dizaines en fonction de vos besoins et envies !

Étape 3 : et maintenant, épinglez!

Pour sauvegarder et archiver des images à l'intérieur de vos tableaux, c'est vraiment facile ! Il vous suffit, au gré de vos balades sur le moteur de recherche et des rubriques de Pinterest ou plus largement sur le web, d'épingler (« pin » en anglais) vos trouvailles visuelles et de les classer dans l'un des boards présents sur votre mur. Vous pouvez à tout moment créer un nouveau tableau thématique.

Étape 4 : explorez et découvrez

Pinterest vous aide également à découvrir de nouvelles inspirations grâce à sa longue liste de thématiques comme : Beauté, Citation, Déco, DIY, Fêtes et Évènements, Mariage, Mode, et bien d'autres encore !

Ces catégories sont très pratiques quand on débute. Elles vous donneront des idées de contenus et de personnes à suivre sur Pinterest (avec lesquelles vous partagez des centres d'intérêt commun). Vous pouvez également utiliser le moteur de recherche si vous êtes en quête de quelque chose de plus spécifique.

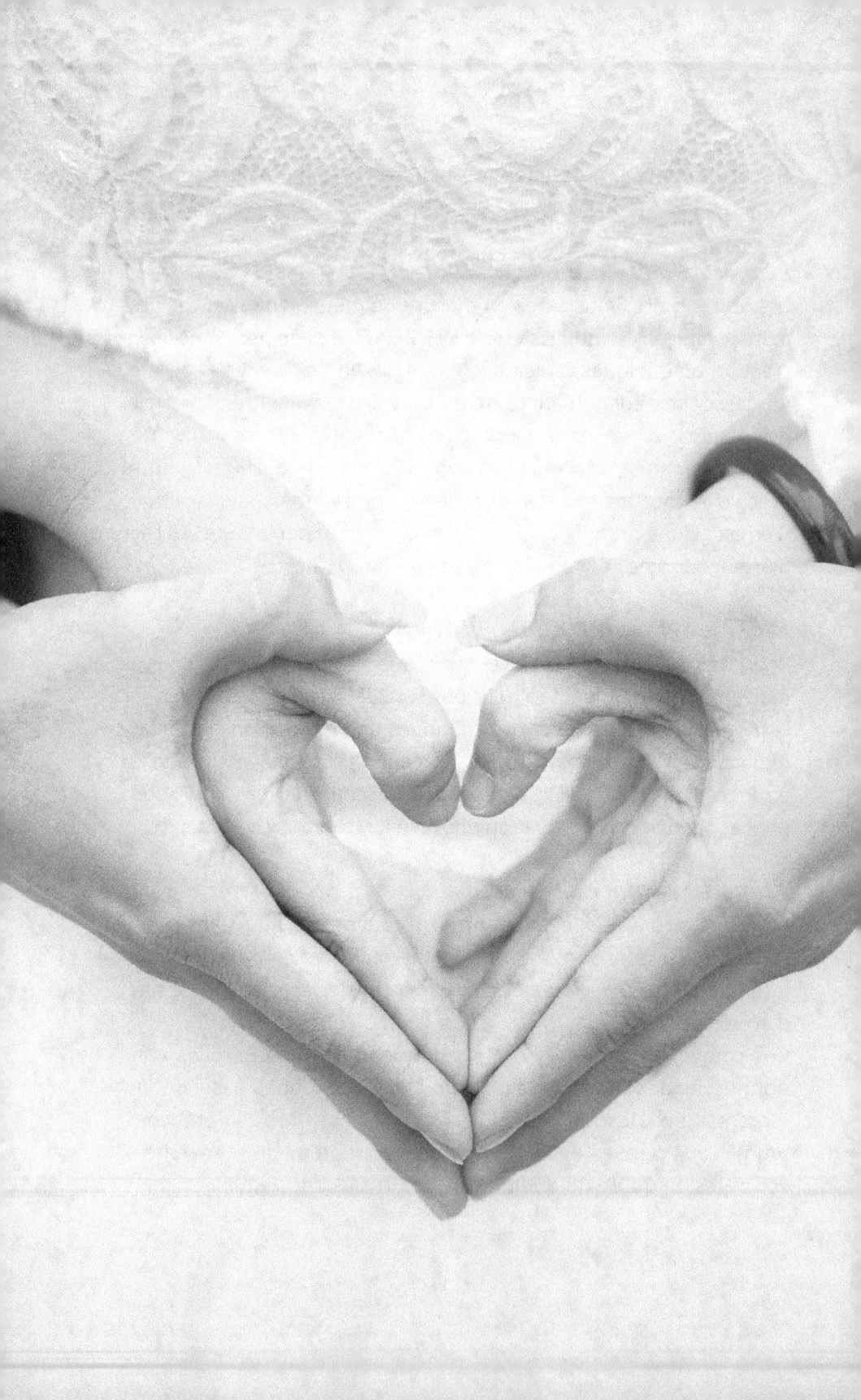

Étape 5 : un outil nomade

Je vous conseille de télécharger aussi l'application sur votre smartphone. Ainsi, vous aurez toutes vos inspirations et vos références à disposition où que vous soyez. Ce qui est plutôt pratique lorsque l'on veut montrer des idées de tresses à son coiffeur préféré, ou des looks beauté à son maquilleur. Avec Pinterest, votre « catalogue d'idées » ne vous quitte jamais !

En savoir plus : https://fr.pinterest.com/

YouTubeuses beauté : une source d'idées inépuisable

Pour celles qui souhaitent apprendre à se maquiller tranquillou sur leur canap' ou trouver tout simplement des idées de look, découvrez ces pros de la beauté qui font leur show sur YouTube. Sélection de YouTubeuses que je suis de près depuis de loooongues années.

Hélène

>> www.monblogdefille.com (France)

Ancienne professionnelle du tourisme, Hélène est devenue, en quelques années, la beauty queen française de nos écrans web ! Ce que je préfère chez elle, son ton sans concession, ses obsessions monomaniaques (le vernis nude, les tartines à l'avocat, ses sourcils). Sans oublier ses routines visage et corps qui sont passionnantes à voir et à écouter.

Pourquoi on l'aime : parce qu'elle a du caractère (je la trouve très très drôle), qu'elle nous ressemble, qu'elle n'est pas avare en bons conseils, qu'elle est douée dans le maniement des pinceaux et autres fards à paupières mais nulle en technologie !

Ses spécialités : la cosméto, les soins, le smoky-eye sous toutes ses formes, le teint, le make-up après 35 ans... sans oublier son compte Instagram (monblogdefille) et ses Stories que j'adore suivre au quotidien.

Mathilde

>> www.mathildelacombe.com (France)
Ex-journaliste beauté, co-fondatrice de Birchbox en France (anciennement Joliebox), Mathilde cartonne avec ses vidéos courtes et trendy. Pour prendre soin de sa peau sensible, elle recherche constamment des produits doux et de plus en plus « green ». N'hésitez donc pas à lui piquer toutes ses astuces et idées de soins et de make-up !

Pourquoi on l'aime : parce qu'elle connaît plein de trucs de maquilleurs pros, qu'elle excelle dans l'art du teint glowy, qu'elle est au courant de toutes les dernières nouveautés beauté, qu'elle s'est mariée il n'y a pas si longtemps (voir sa vidéo sur YouTube avec Make My Beauty) et qu'elle maîtrise parfaitement les ondulations wavy. Mathilde a également écrit un livre lifestyle, très personnel, *"Une question d'équilibre"*, paru aux éditions First.
Ses spécialités : l'œil de biche, le teint, le blush, l'enlumineur et le bronzeur... et le vernis à ongles !

Lisa Eldridge

>> www.lisaeldridge.com/video/ (Angleterre)
Maquilleuse professionnelle, Lisa Eldridge travaille avec les plus grands magazines, les plus grands photographes et les plus grandes stars (elle est aussi la Directrice du maquillage de la marque Lancôme). Très pédagogue, cette virtuose du make-up nous dévoile chaque jour les secrets d'un teint parfait et d'un maquillage... de toute beauté.

Pourquoi on l'aime : parce que ses vidéos sont, à chaque fois, de grandes leçons de make-up, qu'il y en a pour tous les goûts, qu'elle possède ce charme anglais totalement addictif ! Je vous recommande son livre (un bijou) si vous adorez le maquillage !

"Face paint : Une histoire de la beauté " (chez Hachette pratique)

Ses spécialités : les tendances, le teint, toutes les techniques de maquillage, les reproductions de make-up de stars.

Les sœurs Chapman (Pixiwoo)

>> https://www.youtube.com/user/pixiwoo (Angleterre)

Sam et Nic, toutes deux maquilleuses professionnelles et surtout... deux sœurs inséparables dans la vie ! Leur chaîne YouTube compte à ce jour plus de deux millions d'abonnés ! Surfant de succès en succès, ces sisters anglaises ont développé et créé la marque Real Techniques dont les pinceaux et accessoires (de très bonne qualité et à prix mini) sont vendus aujourd'hui dans le monde entier.

Pourquoi on les aime : parce qu'elles ne manquent pas d'humour et que leur technique est incroyable ! Même si vous ne parlez pas anglais, leurs tutoriels sont faciles à suivre.

Leurs spécialités : les make-up hyper sophistiqués, le travail des sourcils, le contouring...

Marlena

>> www.youtube.com/user/MakeupGeekTV (US)

Marlena est l'une des YouTubeuses qui comptent aux États-Unis. Cette jeune Américaine a réalisé son rêve : devenir maquilleuse professionnelle et fonder sa propre marque de make-up : Makeup Geek.

Pourquoi on l'aime : parce qu'elle est douce et souriante, qu'elle propose des maquillages pour toutes les occasions, qu'elle nous fait découvrir régulièrement ses derniers coups de cœur cosméto et make-up !

Ses spécialités : les fards (ceux de sa boutique sont à tomber...), l'utilisation des pinceaux, la technique de la banane fermée ou ouverte...

Chapitre 8

. . . .

Je déjoue les couacs le jour J

Comment éviter
les catastrophes ? !

Yeux gonflés, rouge à lèvres sur les dents, mascara qui dégouline... Retrouvez ici le récap' de mes astuces zéro défaut pour parer aux beauty faux pas le grand jour.

Waterproof

Le make-up est mis à rude épreuve le jour d'un mariage. Il est donc impératif d'opter pour des produits waterproof pour les cils, les paupières et la bouche. Résultat : pas de mascara dégoulinant dès la première larme ni d'étalement de fard, et aucun transfert de rouge à lèvres sur les joues des convives !

Du soleil

Pour se donner bonne mine sans passer pour la case UV, optez pour l'autobronzant en version lait hydratant avec hâle progressif (et crème pour le visage). Avec une application quotidienne pendant 2 mois jusqu'au jour J. Les atouts : un rendu très uniforme (pas de traces indésirables !), une peau bien hydratée et un teint doré très naturel.

En toute légèreté

Pour éviter les yeux gonflés et les jambes lourdes à l'approche du grand jour, doublez votre consommation d'eau minérale tout en réduisant le sel ! Quelques semaines avant le mariage, pensez à surélever vos gambettes pour dormir.

Demoiselle d'honneur à la rescousse

Avant le mariage, demandez à votre meilleure amie et témoin d'être votre chargée d'alertes ! Sa mission : vérifier régulièrement votre make-up, coiffure et tenue. Au moindre couac, vous n'avez plus qu'à disparaître avec elle quelques secondes pour une remise en place éclair.

Prendre des forces

Le matin du mariage, n'oubliez pas de prendre un petit-déjeuner si vous voulez tenir jusqu'au bout de la nuit ! Optez alors pour des aliments très digestes, légers et sources d'énergie. Voici le menu idéal pour éviter le ventre qui gonfle et le coup de pompe : une banane avec un yaourt, quelques cuillérées de muesli dans du lait et un verre de jus d'orange.

Non aux ampoules !

15 jours avant le mariage, portez vos escarpins chaque soir pour détendre le cuir et vous habituer aux lanières et aux talons de 8 cm ! Le grand jour, massez longuement vos pieds avec une crème anti-frottements (type Nok d'Akiléine ou Bariéderm chez Uriage). Sans oublier des protections transparentes en silicone sur les parties du pied propices aux ampoules.

10 gestes à éviter avant le grand saut !

À quelques jours de la cérémonie, l'envie de « perfection » atteint souvent son paroxysme ! Se couper les cheveux, acheter une crème anti-âge révolutionnaire, faire un régime de 3 jours... Stop ! Pour ces derniers jours de célibat, on opte pour la détente et la zen attitude. Et on évite à tout prix les fausses bonnes idées qui suivent.

1. Nouvelle couleur de cheveux

Même si votre coloriste est le meilleur de l'univers, évitez de toucher à vos cheveux (et notamment à leur couleur) une semaine avant votre mariage. On ne sait jamais comment la couleur peut s'oxyder dans les jours à venir ! Et quel effet cela aura sur votre teint. Si vous voulez

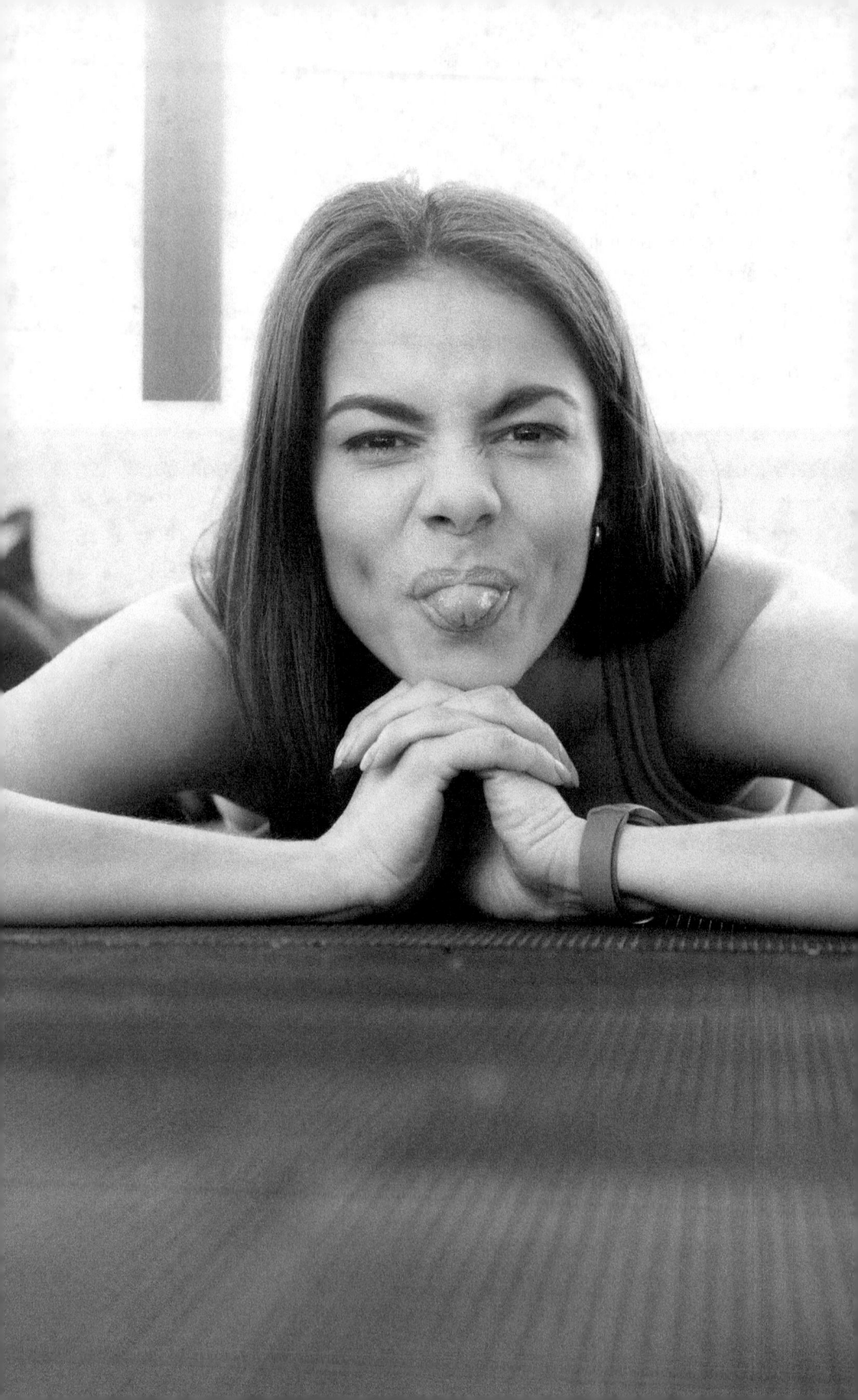

rafraîchir votre couleur sans mettre en péril vos cheveux, demandez à votre coiffeur d'opter pour un « gloss » (vernis illuminateur) pour plus de brillance et d'éclat.

2. Les coupes trop franches

Les essais de coiffure commencent environ trois mois avant le grand jour. Une semaine avant, alors que le stress monte, ne succombez pas à l'appel de la paire de ciseaux ! Préférez à cela, des micro-coupes toutes les trois semaines (pointes coupées et dégradé rafraîchi), pour ne pas être déçue la veille de votre mariage avec une coupe radicale... et ratée !

3. Alcool et stress

Le jour J approche et vous ne diriez pas non à une coupe de champagne quotidienne pour vous décontracter. Je vous conseille de réduire voire de supprimer les boissons alcoolisées dans les 7 jours précédant votre mariage. La raison ? L'alcool peut provoquer des effets de gonflements sur le corps et sur le visage (et notamment sur les cernes), et également des désordres digestifs surtout si vous êtes anxieuse. L'alcool dilate aussi les vaisseaux sanguins, ce qui peut occasionner, chez certaines, des rougeurs au niveau des joues et du nez. Misez sur l'eau !

4. Une nouvelle routine sportive

Tous les coachs sportifs vous le diront : « *à l'approche d'un mariage, tenez-vous-en à la routine sportive que vous maîtrisez !* » Ce n'est pas le moment de changer de sport ou de se mettre au karaté quelques mois avant alors que vous êtes plutôt fan de yoga. Sachez qu'une élongation ou déchirure musculaire peut prendre des semaines à guérir ! En revanche, rien ne vous empêche de marcher plus ou moins rapidement une heure par jour au grand air, pour rester en forme, respirer en rythme et vous relaxer.

5. L'autobronzant

Si vous n'avez jamais essayé l'autobronzant, il est inutile de vous précipiter sous une douche autobronzante deux jours avant le *wedding*. La couleur risque de ne pas être à la hauteur de vos espérances et pire, il vous sera impossible de récupérer votre teinte naturelle en 48 h. Mon conseil : si vous souhaitez miser sur l'autobronzant, prenez rendez-vous un mois avant avec une esthéticienne pour une première application (sur peau bien exfoliée) à la main ou au pistolet. La lotion, dans ces conditions, sera répartie avec assurance de façon uniforme. Si le résultat ne vous convient pas, il suffira d'une semaine voire de 10 jours pour que la couleur disparaisse. Si l'effet vous séduit, optez pour une application chaque semaine.

6. Des légumes, des fruits

On ne le répétera jamais assez mais les fruits, les légumes et l'eau constituent un formidable carburant au quotidien. Si la perspective de manger des légumes verts ne vous donne pas le sourire, optez pour des « smoothies », ces délicieuses boissons mixées aux fruits et/ou légumes mélangées à de l'eau ou du lait. Un très bon moyen d'obtenir sa dose quotidienne de vitamines tout en se faisant plaisir ! La plupart des boutiques bio proposent désormais des préparations prêtes à l'emploi.

7. Peeling et microdermabrasion

Une séance de peeling ou microdermabrasion vous donne la promesse d'une peau satinée, lumineuse et lisse, mais il vous faut l'oublier formellement la semaine précédant votre mariage ! Pour ces types de traitements (ou injections au collagène ou botulique), programmez votre séance 3 à 4 semaines avant le grand jour. En effet, certaines personnes peuvent très mal réagir, même celles qui en ont l'habitude. Dans la liste des mauvaises surprises, vous pouvez, au choix, expérimenter des brûlures, une peau rouge suintante, des irritations, des œdèmes, des ecchymoses et bien d'autres réjouissances dont on se passerait bien ! Alors... mieux vaut prévenir que guérir !

8. Nouvelle routine de soins beauté

Ne bouleversez pas votre routine de soins de la peau à moins de deux semaines avant votre mariage ! Le changement d'un seul produit pour le visage pourrait conduire à une réaction allergique, une sécheresse cutanée globale ou locale, des boutons, ou une foule d'autres effets secondaires qui prennent du temps à se corriger. Prenez rendez-vous avec votre dermatologue préféré quelques mois avant le grand saut, testez les soins du matin et du soir pendant quelques semaines et conservez précieusement ceux qui vous font du bien… Et ne changez plus rien à votre routine jusqu'au mariage !

9. Non aux nuits blanches

La privation de sommeil a des conséquences sur votre énergie, votre appétit et affecte également votre système immunitaire. Vous êtes plus susceptible d'attraper une infection virale si vous ne dormez pas assez. Et il n'est pas rare de voir des mariés au bout du rouleau, grippés, à la Mairie ! Prenez donc les devants ! Si vous rencontrez des difficultés à vous endormir, n'hésitez pas à contacter au plus tôt votre médecin et à vous tourner vers des méthodes de relaxation telles que la sophrologie, le yoga ou l'acupuncture.

10. L'excès de caféine

La caféine est un stimulant certes, mais irritant, surtout pour le système nerveux. Si vous abusez du café ou d'une boisson riche en caféine, vous dopez votre énergie mais également votre anxiété. Côté beauté, la caféine est aussi très déshydratante pour la peau et accentue les cernes sous les yeux. Alors, du café oui… mais pas trop !

Mariage *parfait* : *le plan B pour les* **imprévus!**

Oui je sais. Vous avez tout programmé depuis des mois et tout est absolument millimétré. Mais en cas de problème, on fait quoi ? Pour faire face à l'impossible le jour J, voici tous mes plans B !

Au secours!!! Ma maquilleuse me lâche le jour de mon mariage!

Vous avez engagé une maquilleuse pour s'occuper de votre make-up et elle n'est plus disponible à la dernière minute ? Pas de panique !

// **Plan B //** Prenez soin d'avoir, au cas où, quelques produits de maquillage à la maison et le tutoriel d'un make-up simple mais efficace piqué sur YouTube ! Vous avez sûrement une amie ou une connaissance qui saura vous maquiller. Alors, confiez-lui la réalisation de votre look beauté ! Demandez-lui de suivre à la lettre le tutoriel sélectionné pour que le résultat soit au top !

Une robe tachée, déchirée, ou une fermeture cassée...

La perfection n'existe pas et les couacs arrivent le plus souvent quand on les attend le moins ! Vous avez marché sur votre traîne et vous l'avez déchirée ? La fermeture de votre jupon s'est cassée en pleine cérémonie ? Avec les embrassades, les vins d'honneur et les enfants qui s'accrochent à votre tenue, des taches peuvent gâcher votre photo de mariage. Vous n'avez pas de robe de rechange ? Pas de problème !

// **Plan B //** Si vous ne pouvez pas vous procurer une deuxième robe lors de l'essayage, prévoyez une trousse de secours couture avec des lingettes ou un petit tube de détachant instantané pour estomper les traces indésirables. N'oubliez pas non plus d'y placer un fil et une aiguille pour les accrocs divers ainsi que des épingles à nourrice pour

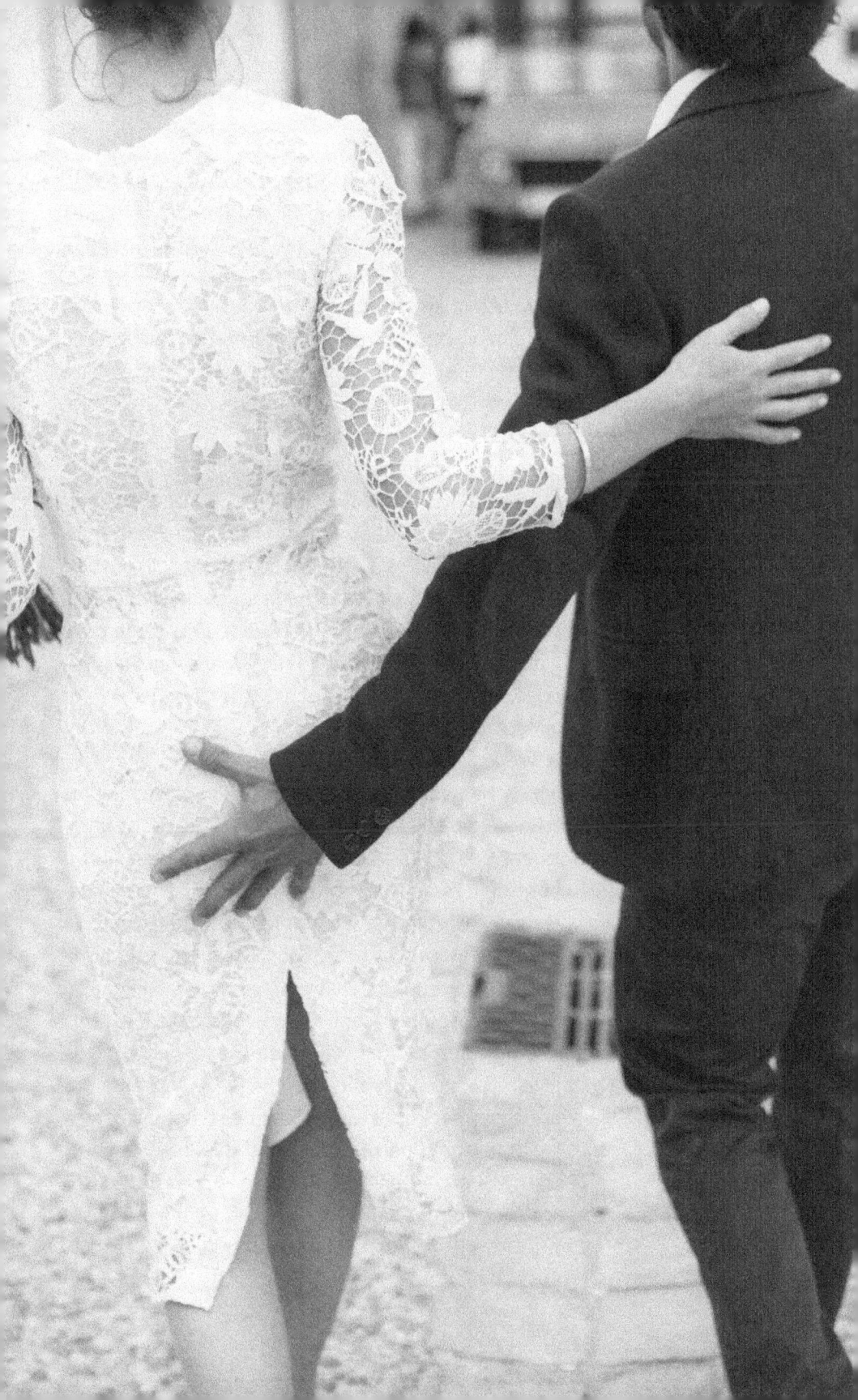

les fermetures cassées. Confiez cette trousse à une sœur, une cousine ou une meilleure amie qui vous assistera pendant la cérémonie et la réception.

Une coiffure qui fait des siennes...

En sortant de chez le coiffeur, votre chignon est parfaitement attaché et a été réalisé avec beaucoup de soin. Mais juste au moment d'enfiler votre robe, des mèches commencent à se défaire. Vous tentez de les arranger mais rien n'y fait, le résultat est pire que tout !

// Plan B // Afin que votre coiffure tienne sans faillir, lavez vos cheveux la veille du mariage. Soyez à l'heure pour le rendez-vous avec le coiffeur. Il pourra ainsi réaliser son œuvre capillaire sans pression de temps. Pensez à porter des vêtements faciles à enlever pour ne pas abîmer votre coiffure. Avant de quitter le salon, n'oubliez surtout pas de vérifier que tout est bien fixé en essayant de bouger la tête. Lors de la cérémonie, munissez-vous de quelques éléments de coiffage dans une trousse (peigne, épingles, laque...). Confiez-la à votre demoiselle d'honneur !

Mes chaussures me scient les pieds !

Pour votre mariage, vous avez acheté une belle paire d'escarpins de 12 cm que vous n'avez pas l'habitude de porter ! S'ils sont flambant neufs, ils risquent de vous torturer les pieds. Vous avez eu du mal à « casser » vos souliers de mariage pendant les dernières semaines ? Vous avez peur de pleurer de douleur pendant toute la journée ? Comme vous êtes prévoyante, vous avez sûrement une solution alternative !

// Plan B // Parce que vos souliers sont neufs, vous devez les porter régulièrement à la maison pendant quelques semaines avant le mariage pour les « faire ». Si cela n'a pas marché, prévoyez toujours une paire de ballerines en backup. Les demi-semelles moelleuses à glisser à l'avant des chaussures permettent aussi de limiter le choc. Le port de collant est chaudement recommandé. Sinon, il existe également des sprays et crèmes qui réduisent les frictions, mais il ne faut pas attendre que les pieds brûlent avant de s'en tartiner.

Dans votre trousse de secours, n'oubliez pas les petits pansements anti-ampoules avec le gel de protection qui soulagent immédiatement la douleur.

Il pleut, il pleut!

Que faire s'il pleut ou neige le jour de mariage ? Pas question de paniquer ! Restez splendide même en cas de météo déchaînée !

// **Plan B** // Quoi qu'il arrive, on se la joue toujours zen, souriante et confiante ! Pour que vous et vos invités soyez dans le confort le plus total, mettez de côté un stock de parapluies en cas d'intempéries éventuelles. Si la réception est prévue en plein air ou dans un jardin, demandez à votre organisateur/traiteur de prévoir des tentes pour vous abriter si nécessaire. Parce que vous êtes la mariée, essayez de trouver quelques semaines avant un parapluie assorti à votre robe. Le type « cloche transparente » est en général bien adapté pour ne rien cacher de son look ! Afin d'éviter un coup de froid, prévoyez également un boléro, une cape ou une étole.

Je me maquille seule, au secours!

Vous envisagez de réaliser votre maquillage de mariée... vous-même ? Avec un peu d'entraînement, une main légère, et quelques astuces, tout est possible ! Voici mes 10 commandements.

1. Assurez-vous que votre fond de teint s'accorde parfaitement à la teinte naturelle de votre peau. Pour être bien raccord, appliquez votre fond teint ou BB crème sur l'os de la mâchoire, étirez et fondez la matière. Vous constatez une grande différence de couleur entre cette zone, le cou et le reste du visage ? Alors votre fond de teint n'est

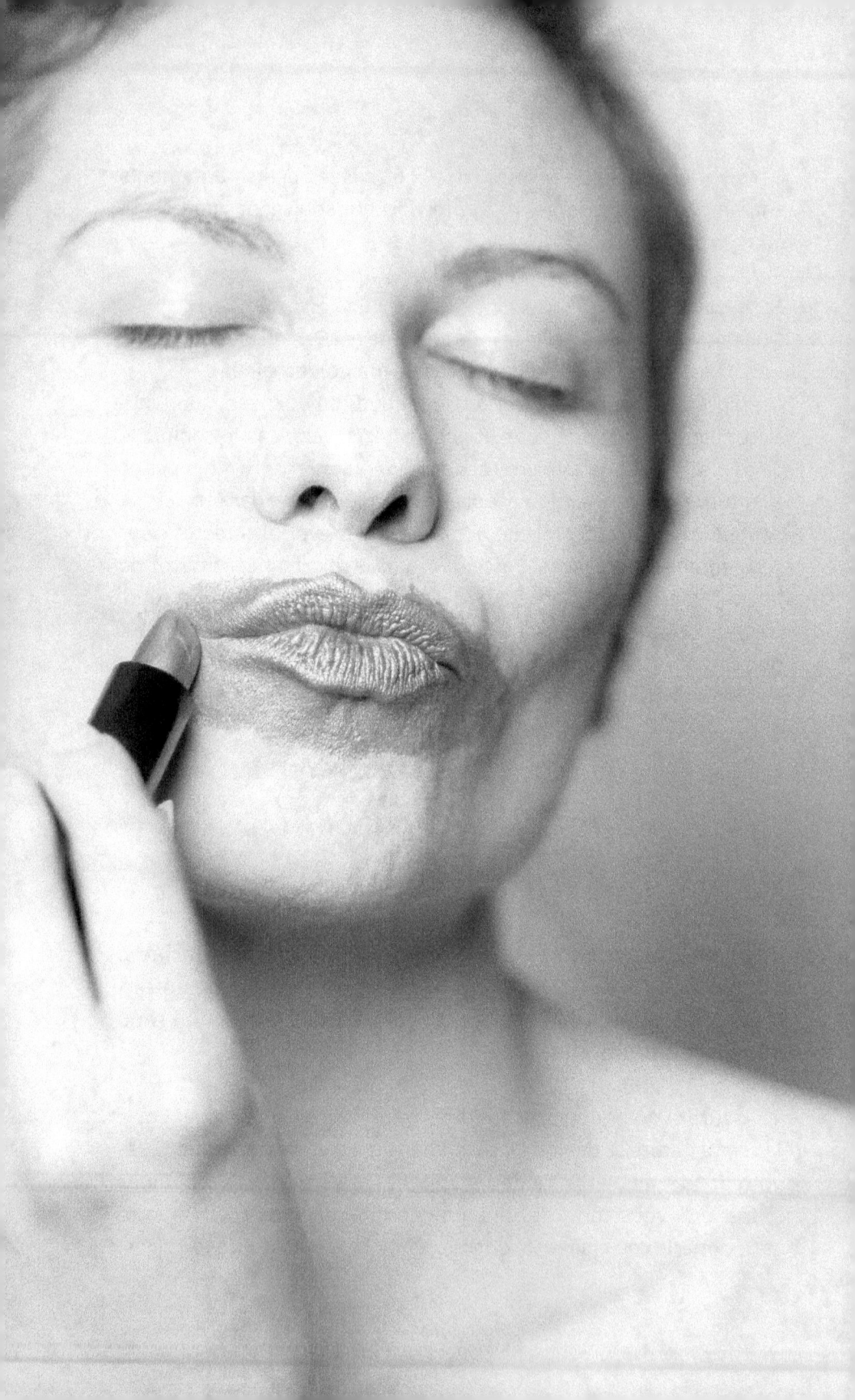

pas adapté à votre carnation. Dans votre magasin de cosmétiques préféré, n'hésitez pas à tester des échantillons en lumière naturelle (c'est-à-dire à l'extérieur) pour trouver la teinte qu'il vous faut !

2. **Pour camoufler les cernes sous les yeux,** suivez bien ces astuces de « colorimétrie » de maquilleurs pros : si l'ombre du cerne est grise, apposez un correcteur rose tendre puis appliquez votre anti-cernes pour unifier. Si le cerne tend vers le bleu, optez pour un correcteur pêche. S'il est marron, choisissez un fard orangé.

3. **Pour le choix de votre anti-cernes,** ne prenez surtout pas une teinte trop claire ! Si ce dernier est 2 tons plus clairs que votre peau, vous risquez d'obtenir un résultat gris et cireux. Pour être certaine de ne pas vous tromper, prenez l'anti-cernes de la même gamme et couleur que votre fond de teint.

4. **Pour fixer le fond de teint et l'anti-cernes** toute la journée, tapotez la peau délicatement avec les doigts. Puis munissez-vous d'un mouchoir jetable plié en carré, et appuyez légèrement sur toutes les zones du visage pour supprimer l'excès d'huile et faire fondre durablement les pigments sur la peau.

5. **Avec un gros pinceau,** balayez le visage avec de la poudre transparente (ma chouchoute : la Beauty Amplifier de Sephora). Il n'est pas nécessaire d'appuyer comme une forcenée ! Privilégiez de simples effleurements pour matifier les brillances et éviter ainsi l'effet « masque ».

6. **N'oubliez pas le blush !** Une touche de couleur sur les pommettes des joues et hop, le visage retrouve fraîcheur et vitalité. Pour les peaux claires, optez pour des tons rose, corail. Les peaux foncées quant à elles, préféreront des teintes plus vives de type fuchsia et terre de soleil.

7. Pour faire durer votre rouge à lèvres, poudrez vos lèvres légèrement (hydratées au préalable) puis appliquez en stries un crayon à lèvres de la même couleur que votre raisin. Estompez au doigt ou au pinceau le tracé du crayon. Ensuite, apposez votre rouge à lèvres, poudrez puis passez une seconde couche. Embrassez délicatement un mouchoir jetable et déposez un voile de poudre sur le papier encore aux lèvres. Pour plus de lumière, appliquez une légère couche de brillant à lèvres sur la partie centrale de la bouche.

8. Brossez vos sourcils et remplissez-les si nécessaire avec une nuance (en version poudre ou crayon) d'un ou deux tons plus clairs que la teinte de vos sourcils. Brossez à nouveau pour un look plus naturel.

9. Last but not least, votre regard. Apposez un fard crème clair irisé sur l'arcade sourcilière et le coin interne des yeux, au-dessus et au-dessous des cils pour un effet lumineux. Choisissez des teintes sable ou taupe pour la paupière mobile de l'œil et appliquez un léger trait brun ou noir en coin externe au ras de cils du haut et du bas pour ajouter de la profondeur. Estompez votre trait avec un pinceau ou coton-tige pour un effet plus « fumé ». Terminez avec l'application d'un mascara noir ou brun waterproof de préférence.

10. Touche finale : pensez à accorder votre teint à votre décolleté. N'hésitez pas à utiliser un peu de poudre de soleil pour faire vos raccords (et n'oubliez pas vos oreilles). Si votre maquillage vous convient, vaporisez votre visage d'eau — très légèrement — à l'aide d'un brumisateur. Cela permettra d'ôter l'effet poudreux tout en fixant votre make-up. Vous voilà prête !

Un problème,
une solution

Rhume, bouton de fièvre, transpiration excessive... et vous vous mariez dans quelques heures! Pas de panique! Face à l'adversité, on se montre courageuse, et on agit vite et efficacement.

Je n'arrête pas de transpirer

// La solution // Contre la transpiration excessive, troquez, pour la journée, votre déodorant classique contre un anti-transpirant (type Etiaxil). Celui-ci bloquera — localement — la transpiration au niveau des aisselles. Vous trouverez également des versions adaptées aux mains et aux pieds.

J'ai un gros bouton

// La solution // Hélas, pas de miracle possible! En revanche, vous pouvez limiter les dégâts. La première chose, ne touchez à rien! Désinfectez le malotru puis déposez l'équivalent d'un grain de riz de soin asséchant. Vous pouvez également apposer une goutte d'huile essentielle de tea tree (Arbre à Thé) sur le bouton pour en accélérer la cicatrisation. Ensuite, appliquez une touche de correcteur pour masquer les rougeurs.

J'ai de l'acné dans le dos

// La solution // Si votre robe de mariée est sans bretelles ou avec un dos plongeant, la dernière chose dont vous avez besoin est une invasion d'acné. La peau sur le corps est plus épaisse que celle du visage, et l'acné est plus profonde et plus difficile à traiter. Heureusement, il existe plusieurs façons simples pour afficher un dos lisse le jour J.
- A la salle de sport, pensez à vous doucher juste après l'effort car les bactéries se développent facilement lorsque l'on a bien transpiré.

- Nettoyez votre dos avec un loofah ou un gant de toilette. Une exfoliation douce et régulière aidera vos pores à mieux « respirer ».

- Misez sur des nettoyants doux pour le visage qui assainissent les imperfections que vous n'utiliserez que pour le dos.

- Rincez bien votre dos après le shampoing et/ou tout soin capillaire car des résidus trop gras laissés sur votre peau peuvent faire surgir quelques indésirables.

Je suis constipée

// **La solution** // Vous êtes stressée et votre transit intestinal en fait les frais ! Misez sur l'hydratation en buvant plusieurs verres d'eau, jus d'orange, pamplemousse. Ensuite, faites le plein de fibres, en mangeant des figues et pruneaux par exemple, de la compote de pommes, et/ou des céréales complètes. Si rien de tout cela ne fonctionne, contactez votre médecin. Il pourra vous prescrire un laxatif léger.

J'ai un bouton de fièvre

// **La solution** // Selon l'avancée ou la gravité de la poussée, vous pouvez vous orienter vers une crème accélérant la cicatrisation ou les patchs invisibles. Le mieux : contactez votre médecin qui pourra vous prescrire un antiviral.

Attention aux baisers lors du mariage car le bouton de fièvre peut être extrêmement contagieux !

J'ai attrapé froid

// **La solution** // Premier réflexe, réchauffez-vous ! N'hésitez pas à boire un bon thé chaud. Si votre nez commence à être encombré, nettoyez-le avec du sérum physiologique et faites-vous quelques inhalations à base d'huiles essentielles d'eucalyptus, de thym ou de romarin. Prenez également de la vitamine C en comprimé. Si vous vous sentez véritablement fébrile, contactez votre médecin.

J'ai des taches

// La solution // Si ces taches sont petites, votre maquilleur pourra sans aucun doute les couvrir avec du correcteur. Mais si elles sont importantes, vous avez tout intérêt à prendre rendez-vous avec votre dermatologue pour une ou plusieurs sessions de laser. En effet, certains lasers permettent de venir à bout de taches et/ou décolorations sur la peau. Programmez ces séances en avance et surtout pas en été !

J'ai des rides

// La solution // Les soins anti-âges peuvent parfois être irritants voire donner des boutons. Mon conseil : ne testez pas de nouveaux produits sur votre peau quelques semaines avant le jour J. Si vous souhaitez un petit coup de jeune, direction le dermato ! Lui seul sera en mesure de vous proposer du laser ou un peeling (à faire 3 mois avant au minimum).

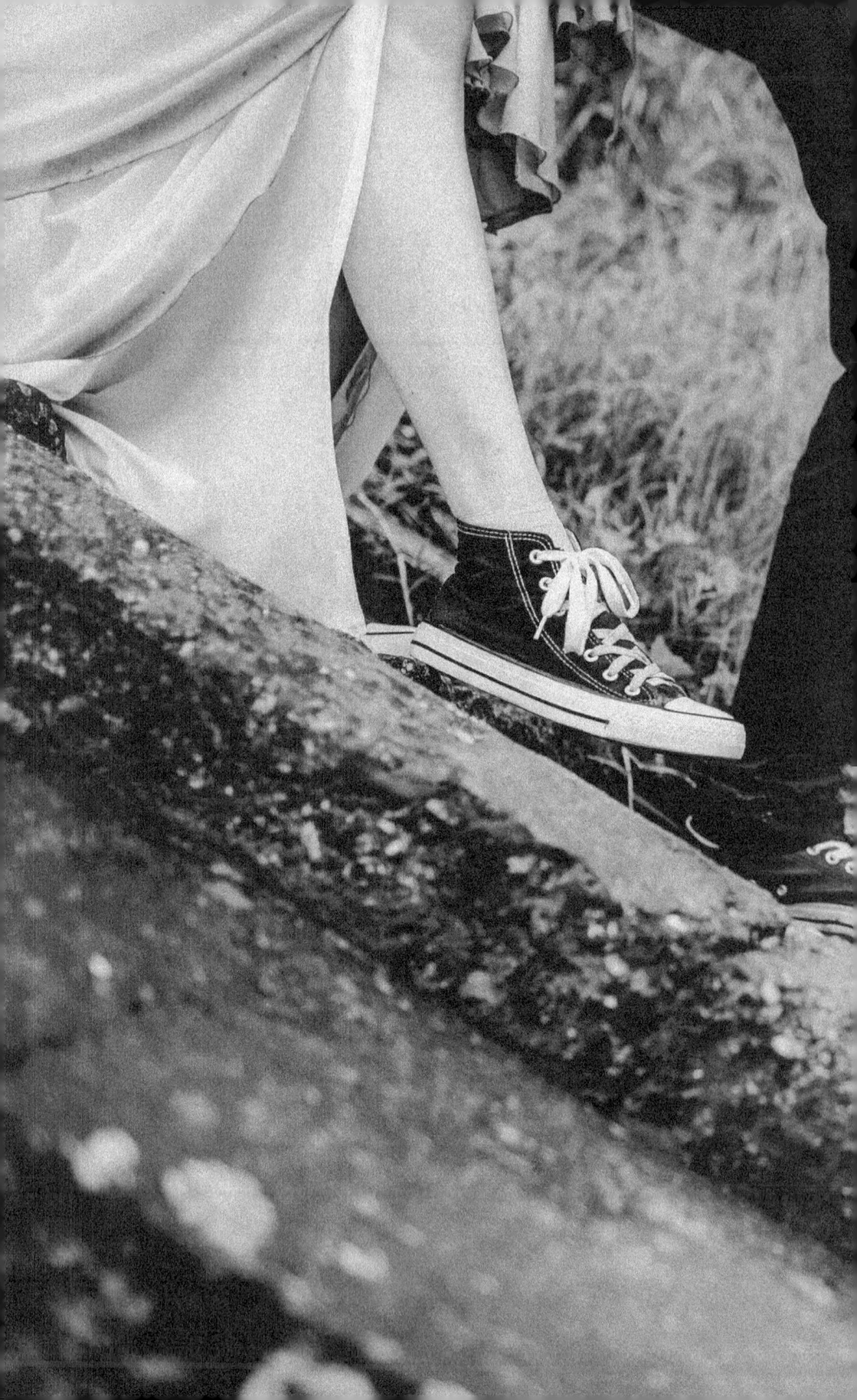

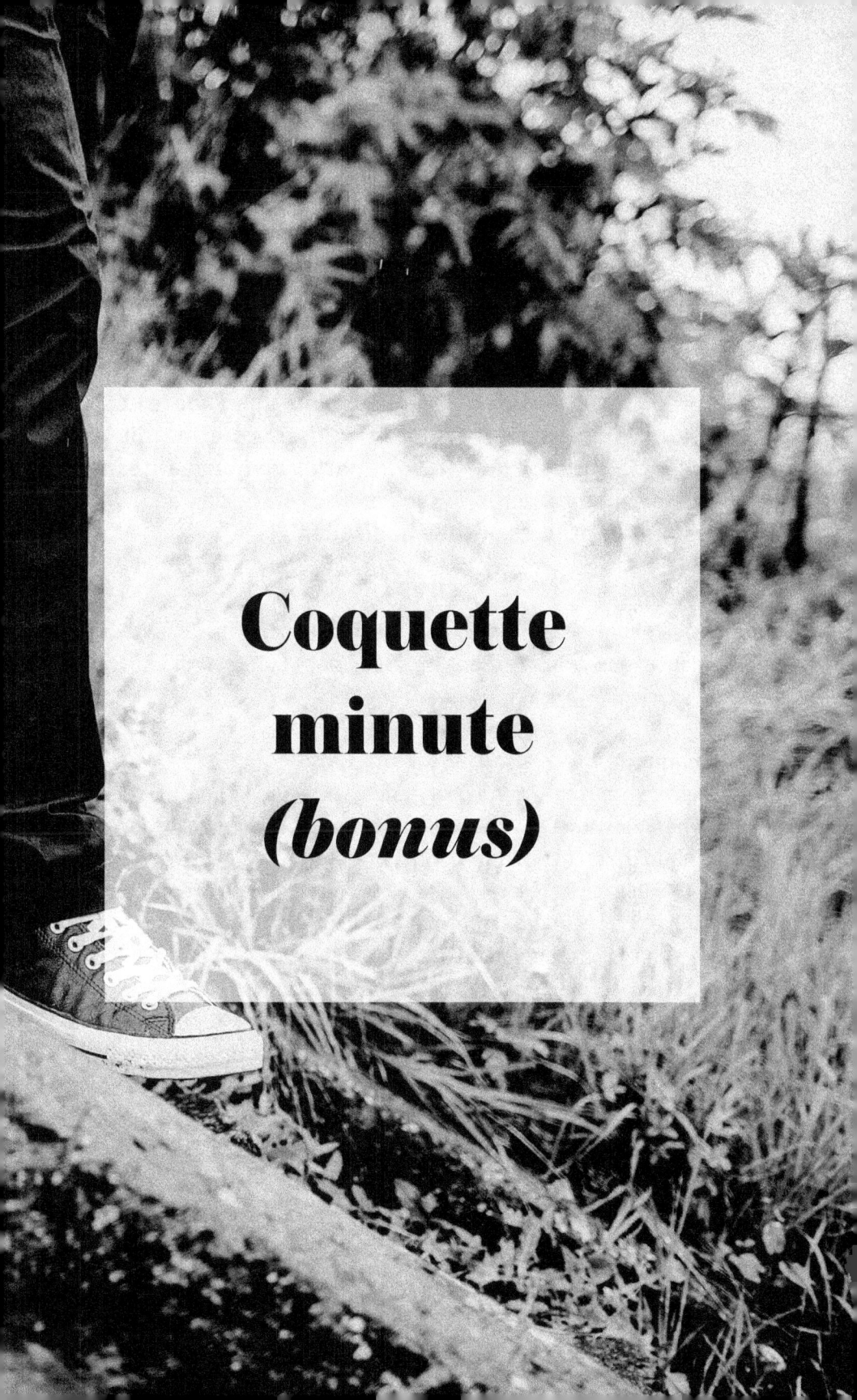

Coquette
minute
(bonus)

*Ma **routine**
*soins **visage***

Je vous préviens tout de suite, je n'ai pas une peau universelle ! Ma routine de soins me correspond et ne s'adaptera donc pas à toutes. Je dois avouer que j'adore tester de nouveaux produits (et mon épiderme ne me dit pas merci). Mais plutôt que de vous parler de nouveautés utilisées pendant à peine dix jours, je préfère partager avec vous mes véritables petites habitudes !

Ma peau
Sensible et assez réactive. Elle est également mixte avec une tendance aux imperfections (sympa, non ?). J'ai aussi quelques ridules ici et là (arghhh).

Le matin :
- Mon premier geste est un loooong *pschiiit* d'Eau d'Avène pour me réveiller.
- Je passe ensuite un coton imbibé de lotion tonique hydratante Hydrabio de chez Bioderma (pas de nettoyage intensif le matin pour moi). Parce que j'ai la peau très sensible, je ne prends que les cotons rectangles grand format Stérilux Hartmann (en pharmacie/parapharmacie). Ils sont extrêmement doux et... vendus par 200 (!) pour à peine 4 euros. Je vous les recommande !
- Ensuite, j'applique un sérum (le Advanced Night Repair de Estée Lauder, cher mais extraordinaire) suivi d'une huile d'Argan bio (Melvita) ou celle de la marque Pai, la Rosehip Bioregenerate (que je trouve géniale... sauf son parfum).
- Côté crème, je ne jure que par la Toleriane Ultra de La Roche-Posay, parfaite pour ma peau réactive et parfois boutonneuse. Pour le contour de l'œil, je reste fidèle au Baume total regard et contour de Clinique.

- Pour hydrater mes lèvres sèches et avant de me maquiller, je pose une bonne couche de Pommade au Calendula LHF de Boiron ou le légendaire Baume de Huit heures Elisabeth Arden (je l'emploie aussi pour « coiffer » mes sourcils.).

Le soir :
- Pour me démaquiller, j'utilise depuis de nombreuses années le Lait Onctueux Capital de Joëlle Ciocco (l'une de mes gourous beauté). Je suis fan de son odeur de fleur d'oranger. Je masse et je rince ! Puis, un dernier *pschiiit* d'Eau d'Avène ou d'eau florale de Rose.
- En cas de flemme totale « démaquillage » (plutôt souvent), je me dirige vers la lotion micellaire Créatine H2O pour peaux sensibles et sèches de Bioderma (associée à mes super cotons !).
- Sur peau humide, j'applique mon huile Rosehip Bioregenerate Pai. Si mon épiderme a soif de douceur, j'ajoute à mon rituel quelques touches de Crème confort absolu Amande de Weleda.
- Si j'ai le teint brouillé + des imperfections, je me fais une cure d'une semaine de Sleep And Peel de Filorga (en remplacement de mon huile). Cette crème cache en fait un véritable concentré d'acides de fruits ! Idéale pour lisser mes irrégularités. À utiliser avec modération si vous avez la peau très sensible.
- Lorsque j'ai la peau vraiment déshydratée, je m'offre un masque maison, en apposant plusieurs cotons sur mon visage gorgés d'eau thermale. On a l'air d'une momie pendant 20 minutes mais je vous assure que ça fait un bien fou !
- Si j'ai quelques boutons, je dégaine soit de l'huile essentielle d'Arbre à Thé soit mon Solution Kératolytique Anti-Imperfections de Lierac Prescription que j'applique à l'aide d'un coton-tige.

Et c'est (déjà) fini !

P-S : je ne suis sponsorisée par aucune des marques listées ici et là. Les produits cités sont ceux que j'utilise au quotidien et qui ont fait leurs preuves sur ma peau difficile !

MASSAGE

WASHING

TONING

SPRING WATER

SERUM

MOISTURIZE

EYE CREAM

Mes sites et blogs
chouchous

Des blogs qui parlent de beauté (mais pas que)

- Pour passer un excellent moment avec une fille drôle et espiègle tout en apprenant un max sur les soins et le maquillage (avec le plein de vidéos) : **Hélène** — Mon blog de fille : http://www.monblogdefille.com

- Pour une beauty récréation ultra chic et pointue : **Lili Barbery-Coulon** — http://www.ma-recreation.com

- Pour sa vision personnelle et sensible de la beauté et son talent inné pour la couleur : **Maï Hua** — http://www.maihua.fr

- Pour connaître l'envers du décor en matière de beauté avec une biologiste cosmétologue et marketeuse : **(Dé) maquillages** — http://demaquillages.blogspot.fr

- Pour suivre les découvertes et les tutos make-up de la co-fondatrice de la box Birchbox française : **Mathilde Lacombe** — http://mathildelacombe.com

- Pour découvrir en exclusivité toutes les dernières nouveautés soins et make-up, visitez le webzine très complet d'une beauty addict qui ne mâche pas ses mots. **Capucine** — http://babillages.net

- Pour s'initier au maquillage auprès de l'une des plus grandes make-up artists ! Les tutos vidéo de **Lisa Eldridge** — http://www.lisaeldridge.com/video/

- Pour percer les mystères du layering (et aussi de la course à pied) : **Sonia** — http://www.leschroniquesdesonia.com

- Pour savoir comment fonctionne un diffuseur, maîtriser l'art du wavy et apprendre à se faire des tresses de dingue, il n'y en a qu'un et il s'appelle Fred : **Cut by Fred** — http://cutbyfred.com

- Pour faire du sport et manger mieux (parce que c'est ça aussi la beauté), suivez les conseils dynamiques et avisés de cette coach incontournable (selon moi) : **Lucile Woodward** — https://lucilewoodward.com

Les blogs beauté au naturel

- Pour en savoir plus sur la Slow Cosmétique et se faire un stock de recettes beauté naturelles : **Julien** — http://www.lessentieldejulien.com

- Pour s'offrir une chevelure de rêve avec des soins cheveux natures et faits maison : Les tutos vidéos de **Les cheveux de Mini** — https://www.youtube.com/user/Lunetheriel

- Pour en finir avec les problèmes de peau et dire stop aux boutons en douceur et sans produits irritants : **Emmanuelle** — http://beaute-pure.com

- Pour se lancer dans des routines make-up et soins au naturel tout en beauté : **Lyla** — http://naturellementlyla.com

Des tutoriels beauté vidéo spécial wedding (sur YouTube)

- **Mathilde Lacombe avec Make My Beauty** (titre de la vidéo : Maquillage de mariée/Bridal Makeup)
>> http://bit.ly/2kI9Fdi

- **Lisa Eldridge et Lancôme** (titre de la vidéo : Maquillage de Mariée - le tutoriel de Lisa Eldridge avec Lancôme)
  >> http://bit.ly/1a5WkFE

- **Sananas** (titre de la vidéo : Bridal Wedding Make Up - Maquillage de mariée)
  >> http://bit.ly/2kC63dL

- **Cut by Fred** (titre de la vidéo : Comment coiffer sa meilleure amie pour son mariage)
  >> http://bit.ly/2jjt87T

- **Cynthia Dulude** (titre de la vidéo : Maquillage de mariée - Tutoriel + conseils)
  >> http://bit.ly/2kHJxUb

- **AlyraTV** (titre de la vidéo — en anglais : *Soft Bridal Glam : Wedding Makeup for Women of Color* !)
  >> http://bit.ly/2jL9sGn

Les e-shops de référence (liste non exhaustive mais ce sont les boutiques que je consulte le plus!)

- Sephora
  Un indispensable beauté évidemment !
  >> http://www.sephora.fr

- Oh my cream !
  Pour les marques pointues : Joëlle Ciocco, REN, Tata Harper,...
  >> http://www.ohmycream.com

- Feelunique
  Toutes les marques qui affolent les fans de beauté se trouvent ici :
  http://fr.feelunique.com

- **Aroma-Zone**
  Pour se concocter des produits faits maison.
  >> http://www.aroma-zone.com

- **Beautylish**
  Pour s'offrir toutes les marques dont les YouTubeuses raffolent (souvent difficiles à trouver en France) :
  >> https://www.beautylish.com

- **Bazar bio**
  Pour les marques de niche et les accros au bio.
  >> http://www.bazar-bio.fr

- **Ecco Verde**
  Pour toutes celles qui sont à la recherche de produits naturels.
  >> https://www.ecco-verde.fr

Pour se faire un avis sur chaque produit

- **Beauté Test**
  La bible pour se faire une idée sur une crème, un mascara, un dentifrice ou un gel douche (et j'en passe !).
  >> http://www.beaute-test.com

- **L'appli Officinea**
  Une super appli à utiliser sur votre smartphone pour scanner et analyser en quelques secondes la composition de vos produits.
  >> *Clean Beauty* par Officinea disponible sur les appstores.

- **La box Prescription Lab**
  Une box mensuelle avec une sélection toujours au top de plusieurs produits de soins et/ou make-up (dont deux produits full size minimum)... et pour moins de 20 euros par mois. Je recommande !
  >> http://www.prescriptionlab.com

Et voilà !

Vous venez de terminer ce livre.
J'espère que tous ces conseils vous aideront à vous
sentir zen, rassurée, et profondément bien
dans votre peau et sur vos talons hauts.

Je vous souhaite du bonheur du bonheur
et rien que du bonheur...
Et plein de belles surprises pour
le jour J (avant et après aussi, of course).

Maintenant, c'est à vous dire "oui"...
et en beauté !

Restons en contact...

facebook : jedisouienbeaute / instagram : @jedisouienbeaute

www.ingramcontent.com/pod-product-compliance
Lightning Source LLC
Chambersburg PA
CBHW060248290526
45789CB00001B/248